常见病
中医调治问答丛书

中风
中医调治问答

总主编　尹国有　主编　尹国有　陈　莉

中国健康传媒集团
中国医药科技出版社

内 容 提 要

本书是一本中医调治中风的科普书，以作者诊治中风经验及患者咨询问题为基础，以中风的中医治疗调养知识为重点，采用患者针对自己的病情提问题，医生予以解答的形式，系统地介绍了中风的防治知识，认真细致地解答了广大中风患者可能遇到的各种问题。本书文字通俗易懂，内容科学实用，可作为中风患者家庭治疗和自我调养康复的常备用书，也可供临床医务人员和广大群众阅读参考。

图书在版编目（CIP）数据

中风中医调治问答 / 尹国有，陈莉主编 . —北京 ：中国医药科技出版社，2023.9

（常见病中医调治问答丛书）

ISBN 978-7-5214-4119-2

Ⅰ . ①中…　Ⅱ . ①尹…　②陈…　Ⅲ . ①中风—中医治疗法—问题解答　Ⅳ . ① R255.2-44

中国国家版本馆 CIP 数据核字（2023）第 159822 号

美术编辑　陈君杞

版式设计　也　在

出版　**中国健康传媒集团** | 中国医药科技出版社

地址　北京市海淀区文慧园北路甲 22 号

邮编　100082

电话　发行：010-62227427　邮购：010-62236938

网址　www.cmstp.com

规格　880×1230mm $^{1}/_{32}$

印张　8 $^{7}/_{8}$

字数　207 千字

版次　2023 年 9 月第 1 版

印次　2023 年 9 月第 1 次印刷

印刷　三河市万龙印装有限公司

经销　全国各地新华书店

书号　ISBN 978-7-5214-4119-2

定价　35.00 元

获取新书信息、投稿、为图书纠错，请扫码联系我们。

本书编委会

主　编　尹国有　陈　莉

编　委　（按姓氏笔画排序）

尹淑颖　朱　磊　刘仿访

李亚丽　孟　毅　范建军

前　言

人最宝贵的是生命和健康，健康与疾病是全社会都非常关注的问题，健康是人们永恒的追求。返璞归真、回归自然已成为当今的时尚。中医注重疾病的整体调治、非药物治疗和日常保健，有丰富多彩的治疗调养手段，采用中医方法治疗调养疾病，以其独特的方式、显著的疗效和较少的不良反应，深受广大患者的青睐。为了普及医学知识，增强人们的自我保健意识，满足广大读者运用中医方法治疗调养常见病的需求，指导人们建立健康、文明、科学的生活方式，我们组织有关专家、教授，编写了《常见病中医调治问答丛书》。《中风中医调治问答》是丛书之一。

中风又名脑卒中、脑血管意外，其根源是高血压、脑动脉硬化等，是在血管壁病变的基础上，由于血液成分及血流动力学的改变，造成缺血（血管痉挛、狭窄或闭塞）或出血（血管破裂），部分脑组织受损的一类病证。中风具有发病率高、病死率高、复发率高、致残率高以及并发症多的“四高一多”特点，由中风引起的智能障碍、语言障碍、肢体功能障碍等后遗症给家庭和社会带来了沉重的负担，是严重威胁中老年人健康和生命的常见病。什么是中风？中风的发病原因有哪些？中风有怎样的临床表现？中医是怎样认识中风的？中风有哪些治疗方法？怎样预防中风？……人们对中风的疑问实在太多了。

本书以作者诊治中风经验及患者咨询问题为基础，以中风的中医治疗调养知识为重点，采用患者针对自己的病情提问题，医生予以解答的形式，系统地介绍了中风的防治知识，认真细致地解答了广大中风患者可能遇到的各种问题。书中从正确认识中风开始，简要介绍了中风的概念、分类，中风的发病原因、诱发因素，中风的临床表现、常用的辅助检查，以及中风的诊断与预防等有关中风的基础知识，详细阐述了中医辨证治疗、中成药治疗，以及针灸、拔罐、按摩、敷贴、热熨、熏洗、饮食调养、康复锻炼、起居调摄等中医治疗调养中风的各种方法。

书中文字通俗易懂，内容科学实用，所选用的治疗和调养方法叙述详尽，可作为中风患者家庭治疗和自我调养康复的常备用书，也可供临床医务人员和广大群众阅读参考。需要说明的是，中风是一种难以根除的慢性病，医生与患者共同参与、互相配合，药物治疗与饮食调养、康复锻炼、起居调摄等多管齐下，采取综合性的治疗调养措施，是提高中风治疗效果的可靠手段。由于疾病是复杂多样、千变万化的，加之中风患者个体差异和病情轻重不一，在应用本书介绍的治疗和调养方法治疗调养中风时，一定要先咨询医生，切不可自作主张、生搬硬套地“对号入座”，以免引发不良事件。

在本书的编写过程中，参考了许多公开发表的著作，在此一并向有关作者表示衷心感谢。由于水平有限，书中不当之处在所难免，欢迎广大读者批评指正。

编　者

2023年6月

目　录

第一章 正确认识中风

第二章 中医治疗中风

第三章
自我调养中风

第一章
正确认识中风

什么是中风？怎样预防中风？由于缺少医学知识，人们对中风的疑问实在太多了，然而在看病时，由于时间所限，医生与患者的沟通往往并不充分，患者常常是该说的话没有说，该问的问题没有问，医生也有很多来不及解释的问题。本章讲解了什么是中风、怎样预防中风等基础知识，相信对正确认识中风有所帮助。

01 什么是中风？

咨询：我今年58岁，平时饮酒较多，不仅体型肥胖，血压还偏高，今天早晨不知为什么，突然出现舌根发硬、说话也不清楚了，刚才到药店买药，药师说是得了中风，让叫救护车尽快到医院住院治疗，我要咨询的是什么是中风？

解答：药师说得没错，您确实是得了中风，应当尽快到医院住院治疗。中风是中医学的一个病名，也是人们对急性脑血管疾病的统称和俗称。它是以猝然昏倒、不省人事，伴发口眼㖞斜、语言不利、半身不遂，或无昏倒而突然出现半身不遂为主要症状的一类疾病。因其起病急骤，来势凶猛，证见多端，变化迅速，与自然界风性善行数变的特征相似，故以中风名之。

在中医学中，中风有杂病与外感之别，通常我们所说的中风，属于杂病之中风，而《伤寒论·太阳病》中所说的以发热、恶风、汗出、脉浮缓为主要症状的中风，则为外感之中风，属外感表虚之证，与通常我们所说的“中风”名同而实异。有人把各种原因引起的偏瘫（半身不遂）、口眼㖞斜均称为中风，严格说来这是不确切的，因为脑肿瘤、脑寄生虫病、脑脓肿等均可引起偏瘫，面神经麻痹（属周围性面瘫，俗称吊线风，原归属于中风之中，现已从中风中列出）主要表现为口眼㖞斜，这些病都不属于中风的范畴。中风包括西医学的短暂性脑缺血发作、腔隙性脑梗死、脑血栓、脑栓塞、脑出血、蛛网膜下腔出血等，因其发病突然，所以也称之为“脑卒中”“脑血管意外”。

中风的根源是高血压、脑动脉硬化等，是在血管壁病变的基础上，加上血液成分及血流动力学的改变，造成缺血（血管痉挛、狭窄或闭塞）或出血（血管破裂），部分脑组织受损的一类病证。由于脑血管壁的粥样硬化，致使血管腔变狭窄或形成动脉夹层，在各种诱因（如情绪激动、精神紧张、用力过猛、血压升高等）的影响下，造成血管破裂或堵塞，使脑部血液循环障碍，形成部分脑组织缺血、水肿等病理改变，导致神经功能障碍，从而出现相应的中风症状。

清代陈修园所著《医学三字经·中风》中说：“人百病，首中风；骤然得，八方通。”足见中风发病之急，临床之常见，是人类所患的各种疾病中，十分需要注意、重视的疾病。中风具有发病率高、病死率高、复发率高、致残率高及并发症多的“四高一多”的特点，是严重危害人民健康的疾病之一。一旦发生中风，病情一般都较严重，即使经过积极抢救后的幸存者，也约有半数的患者会出现不同程度的后遗症，如半身不遂、口眼㖞斜、语言不利等，所以必须重视中风的预防和治疗。

02 中风是如何分类的?

咨询：我是中风患者，希望多了解一些有关中风的知识，以前我只知道中风这个病名，患病后得知中风有不同的分类方法，比如西医把中风分为出血性中风和缺血性中风两大类，而中医将中风分为中经络和中脏腑两大类，麻烦您给我介绍一下**中风是如何分类的?**

解答：这里首先告诉您，中风确实有不同的分类方法，下面给您简单介绍一下，希望对您有所帮助。

中风的分类是随着科学技术的发展和医生对这类疾病的认识不断全面、深入而日益进步的，所以不同的医学历史时期必然会做出各具特色的分类方法。为了临床治疗的方便，现今中西医对中风均有相应的分类方法。

（1）西医分类：根据各种急性脑血管病发生的病因、病理及不同表现，西医学一般把中风分为出血性中风和缺血性中风两大类。出血性中风也称出血性脑血管病，包括脑出血和蛛网膜下腔出血；缺血性中风也称缺血性脑血管病，包括短暂性脑缺血发作、腔隙性脑梗死、脑血栓、脑栓塞等。

（2）中医分类：中医学根据中风临床证候之轻重不同，通常将中风分为中经络和中脏腑两大类。中经络系中风病之轻症，以半身不遂、口眼㖞斜、语言不利或不语、偏身麻木为主要见症，通常无神志改变；中脏腑系中风之重症，以半身不遂、口眼㖞斜、语言不利或不语、神识恍惚或昏迷为主要见症，常有神志不清。在中经络的患者中，有络脉空虚、风邪入中型，风痰瘀血、痹阻脉络型，肝肾阴虚、风阳上扰型，肝阳暴亢、风火上扰型，气虚血瘀、脉络阻闭型，痰热腑实、风痰上扰型等证型存在；在中脏腑的患者中，根据临床表现又分为闭证和脱证两种证型，其中闭证又有阳闭和阴闭之异。

中经络与中脏腑均属急性期的见证，根据中风病情及病程的长短，一般可分为急性期、恢复期和后遗症期三期。发病后 2 周以内或 1 个月以内（中脏腑病重者）属急性期，发病后 2 周或 1 个月至半年为恢复期，发病半年以上者为后遗症期。

03 哪些人容易得中风？

咨询：我今年 64 岁，我知道高血压患者、高脂血症患者、糖尿病患者，以及吸烟、饮酒者，都容易得中风，而我既不吸烟，也不饮酒，血压、血脂都不高，也没有糖尿病，前段时间突然得中风了，这使我很迷惘，我想知道到底**哪些人容易得中风？**

解答：容易得中风的人在医学上叫中风的高危人群，大量研究表明，中老年人，患有高血压、动脉硬化、糖尿病者，患有各种心脏病者，有中风家族史者，以及吸烟、饮酒者等，都容易患中风。一个人可能同时具备以上 1 项或几项易患的因素，具备易患的因素越多，发病的危险性就越高。

（1）从年龄上看，中老年人容易患中风，随着年龄的增长，中风的发生率也随之增加。

（2）患有高血压和动脉硬化者容易得中风。据报道，即使是平时无症状的高血压患者，其发生中风的概率也比正常人要高。大多中风患者患有脑动脉硬化，脑动脉硬化的出现大大增加了发生中风的危险性。目前公认高血压和动脉硬化都是中风的危险因素。

（3）糖尿病患者比无糖尿病者易患中风。糖尿病患者代谢紊乱，常合并动脉硬化、血液黏稠度高等，使微血管受损，致使其发生中风的概率明显高于无糖尿病者。

（4）各种心脏病的患者均容易发生中风。如冠心病不仅心脏冠状动脉硬化，也常同时有脑动脉硬化，故易发生中风；冠心病合并心房纤颤、心功能不全者，易于发生缺血性中风；风湿性心脏病、冠心病及心肌梗死者易于发生脑栓塞；先天性心脏病患者容易伴有脑血管畸形，其发生出血性中风的可能性明显增加。

此外，有中风家族史者比无中风家族史者易患中风，高脂血症、肥胖症、颈椎病经常出现眩晕者以及各种血液病患者均易发生中风，血液流变学检查出现血液黏度高、血液浓缩、血小板聚集增加者也易于发生中风，吸烟、饮酒、喜食肥腻之食物以及好逸恶劳、不愿活动、性情急躁也均为中风的易患因素。

04 中风“四高一多”是怎么回事?

咨询: 我今年68岁，患中风已有一段时间，正在家中调养康复，自从患病后，我特别关注有关中风方面的知识，刚才从报纸上看到中风有“四高一多”，至于什么是“四高一多”，报纸上并没有讲清楚，麻烦您告诉我**中风“四高一多”是怎么回事?**

解答: 这里首先明确一点，中风确实有“四高一多”。中风之所以被认为是严重威胁中老年人健康和生命的常见病，主要是由中风“四高一多”的特点所决定的。所谓“四高一多”，是指发病率高、病死率高、复发率高、致残率高和并发症多。

(1)发病率高：我国是中风发病率较高的国家，现在我国每年新发中风患者约200万人，随着人口老龄化程度不断增高，老年人比例逐渐增长，中风的发病率还有逐渐增高之势。

(2)病死率高：在我国人口死亡顺序中，中风在城市和农村都为第二位(城市第一位为恶性肿瘤，农村第一位为呼吸系统疾病)。

(3)复发率高：在中风发病后经抢救存活者中，在5年内约有20%~47.7%的复发，而且在1年内复发的最多。如果忽视了对高血压的控制，对心脏病、动脉硬化的治疗，对饮食情志的调节，以及防止其他诱发因素等，中风复发的可能性会更大。

（4）致残率高：中风不仅发病率、病死率、复发率高，其致残率也较高。大量资料表明，患中风经抢救存活者中，大部分留有不同程度的致残性后遗症，如半身不遂、语言不利、智力减退、关节僵硬挛缩等，甚至出现痴呆。其中有大部分患者丧失劳动能力，需人帮助料理生活，还有一部分的患者长期卧床或住院，只有少部分的患者可达到基本痊愈。中风后遗症不仅给患者本人带来痛苦，还给家庭、社会带来沉重的压力和负担。

（5）并发症多：中风患者尤其是重症患者，不仅急性期容易发生脑疝、消化道出血、急性肺水肿、脑心综合征等严重的并发症，常成为加重病情或致死的主要因素，其后遗症患者由于肢体活动障碍、机体抵抗力下降等影响，也易于发生诸如肺炎、尿路感染、褥疮等并发症，随时都威胁患者的生命。

05 中风的发病原因有哪些？

咨询：我前年突发中风，之后长年吃药，多次住院，不仅增加了家庭的经济负担，还严重影响日常生活，我的家人也很担心他们自己会不会得上中风，那样的话实在太可怕了，为了让家人采取针对性的措施，有效预防中风，我想了解一下中风的发病原因有哪些？

解答：您的想法是正确的，中风是严重威胁中老年人健康和生命的常见病，了解中风的发病原因，采取切实可行的措施进行预防，十分必要。

中风是由多种原因引起的脑血液循环障碍所造成的，现代研究表明，往往是若干因素同时存在，才导致中风的发生。引起中风的病因众多而复杂，概括起来主要有以下几个方面。

（1）动脉硬化：动脉硬化是中风最主要的病因，很大一部分的中风患者患有动脉硬化。目前医学界公认高脂血症是引起动脉硬化的主要原因之一，由于血脂的调节发生障碍，久之硬化斑块在血管壁上越积越多，越积越大，致使管腔变窄而弯曲，加之与凝血有关的血小板聚集在内膜损伤处，以致血管阻力增加，血流缓慢等，而发生中风。

（2）高血压：高血压和动脉硬化常相伴发生，是中风最主要和最常见的病因，80% 以上的中风均与高血压有关。有关资料表明，脑出血患者大多有高血压病史，脑血栓形成的患者也多有高血压病史。高血压的主要危害表现为加速加重脑动脉硬化并引起血管和动脉瘤破裂；引起动脉反复痉挛，以致脑组织点状出血、水肿；造成动脉壁透明变性，形成夹层动脉瘤，然后破裂出血。

（3）心脏病：心脏病患者可引起血流动力学的改变，增加了发生中风的危险性，所以心脏病常被认为是引起中风的一个常见原因。心脏病是脑栓塞的主要原因之一，风湿性心脏病、高血压性心脏病、冠状动脉硬化性心脏病以及亚急性细菌性心内膜炎等，均可能产生附壁血栓，当出现心力衰竭或心房颤动时，促使栓子脱落，流至动脉而发生栓塞，风湿性心脏病所引起的脑栓塞不但发病率高，而且容易复发。

（4）糖尿病：糖尿病是缺血性中风的独立危险因素，临床上反复发作的缺血性中风患者中，少部分患有糖尿病，糖尿病患者发生中风的危险性比血糖正常者较高。有的患者在中风发生后才发现患有糖尿病，糖尿病患者动脉硬化程度比同龄的非糖尿病患者严重，这是引发中风的主要因素。糖尿病所致的中风，以脑梗死为多见，脑出血相对较少。

（5）脑血管的先天性异常：脑血管的先天异常是蛛网膜下腔出血和脑出血的常见原因，它包括脑动脉瘤、脑血管畸形等，多发性小动脉瘤可以多次反复破裂出血。由脑动脉瘤引发的自发性蛛网膜下腔出血占蛛网膜下腔出血的大部分，由颅内动脉畸形、脑底动脉环的变异、一侧颈内动脉或椎动脉的先天性狭窄等所致的中风在临床中也时常可以见到。

（6）脑血管炎症：脑血管的炎症可引起缺血性中风或出血性中风，脑动脉或静脉壁的炎症是形成血栓或出血的重要原因。某些炎症可侵犯脑膜、脑血管，或单独侵犯脑血管引起脑动脉炎，如化脓性、结核性、霉菌性炎症和风湿病等，均可影响脑部血管而引发中风。在全身感染的过程中，由于脱水及全身毒血症的存在而伴发脑血管疾病者，临床并不少见。

（7）其他因素：外伤、脑瘤、中毒等，可造成血管壁的病损而引发缺血性或出血性中风。结缔组织疾病，如系统性红斑狼疮、肉芽肿性动脉炎等，当侵犯中枢神经系统时，也是首先侵犯血管壁，造成血液供应障碍，引发中风。严重贫血，如镰状细胞贫血，也可以发生弥散性的小血管梗阻或出血，而表现为局灶性出血、蛛网膜下腔出血、一过性脑供血不足等。血小板减少性紫癜是较常见的出血性疾病，可发生出血性中风；在急性白血病中，有 20%~25% 的患者死于颅内出血，少数患者也可表现为缺血性中风。

06 中风的诱发因素有哪些?

咨询: 我朋友今年 61 岁，是高血压“老病号”，1 周前因生气突发中风住院了，我知道高脂血症、高血压、糖尿病、心脏病患者都容易引发中风，听说中风还有一些诱发因素，了解并注意中风的诱发因素对预防中风大有帮助，请您给我讲一讲**中风的诱发因素有哪些**?

解答: 中风的发病方式虽呈急性、突发性，但其病理过程则多是缓慢的。引起中风的病因虽然时时作用于机体，但其发病往往是在诱因的促使下才突然出现。据统计，约有 60% 的中风患者可以找到各种诱发因素，不过有时病因和诱因是难以区分的。中风的诱发因素有很多，它贯穿于人们的日常工作、生活之中，比如用力过猛、气候改变、体位改变、不良情绪、过度疲劳、饮食不节、用脑不当、服药不当以及各种疾病的因素等等，这些诱因与患者的内在病理变化相互影响，促使病情突变而发生中风。

（1）不良情绪：在中风的诱发因素中，情绪激动、紧张焦虑占有重要地位，日常生活中因与人吵架发怒、悲伤以及精神过度紧张等诱发的中风时常可以见到，自我情绪控制能力差的人诱发中风的机率比一般人群要多得多。

（2）气候变化：气候的突然变化可诱发中风。虽然中风一年四季均可发生，但似乎以节气交变时较多，尤其是以入冬骤然变冷，或早春转暖之时发病最多，中风的发病率在不同季节也是各不相同的。

（3）用力过猛：如搬动重物、超量运动、解大便时用力过大等，可使心跳加快、心脏收缩加强、心搏出量增加、血压升高，对患有高血压、糖尿病、高脂血症等的患者是一个危险因素。日常生活中因大便干燥用力排便，突然摔倒出现中风，以及一时搬东西用力过猛诱发脑出血的例子并不少见。

（4）体位改变：各种体位改变对青年人和健康人来说，不会产生任何不适，但对于已有脑动脉硬化、高血压等病的中老年人来说，体位突然改变有时也可以诱发中风。

（5）用脑不当：在中风的发病因素统计中，脑力劳动者明显多于体力劳动者。不合理的用脑使大脑神经细胞长时间处于高度兴奋状态，使兴奋与抑制失去了生理上的平衡，容易引起脑部血液循环障碍而促发中风。

（6）过度疲劳：在中风的诱发因素中，以过度疲劳最为多见。尤其对年过 50 岁并患有高血压、冠心病、糖尿病、脑动脉硬化等常见老年病的人，过度疲劳随时就有可能成为发生中风的诱因。

（7）饮食不节：人们时常可以听到，某某因吃饭不注意患了中风、某某酒后突发脑出血去世了等，饮食不节不仅是引发高血压、脑动脉硬化、糖尿病的主要因素，也是诱发中风的危险因素。

07 为什么说脑动脉硬化是中风的前提和基础？

咨询：我今年57岁，身体偏于肥胖，前天单位体检，发现我患有脑动脉硬化，医生说脑动脉硬化是中风的前提和基础，像我这种情况应当注意了，稍不留神就会得中风，我知道中风的严重性，我要问的是为什么说脑动脉硬化是中风的前提和基础？

解答：这里首先告诉您，脑动脉硬化确实是中风的前提和基础。动脉硬化是慢性全身性疾病，可以伴随许多内脏器官的动脉硬化病变。脑动脉硬化是全身动脉硬化的一部分，主要发生在脑部的大动脉和中等动脉。脑动脉硬化时，脑血管壁纤维组织增生，血管弹性减退或消失，脑血管管腔变窄，血流速度变慢，脑供血不足，继而造成脑细胞营养不良，代谢障碍，或狭窄的管腔造成缺血性中风，或硬化的血管破裂造成出血性中风。有资料表明，大部分中风患者患有脑动脉硬化，动脉硬化是中风最主要的病因。一般来说，脑动脉硬化的发病与高血压、高脂血症、糖尿病等密切相关，无论是缺血性中风还是出血性中风，往往是在脑动脉硬化的基础上发生的，因此脑动脉硬化被认为是引起中风的重要危险因素。既然脑动脉硬化是中风的前提和基础，那么预防和治疗脑动脉硬化便是减少中风发生的一项重要措施。

目前，医学界公认高脂血症是引起动脉硬化的主要原因之一，同时与高血压、糖尿病等因素有关。在正常情况下，动脉壁的新陈代谢依靠血管内流动着的血液完成，在这一过程中，动脉管壁取得营养及氧气的供应，并将代谢后的废物消除。如果血脂的调节发生障碍，循环血液中脂质含量过多，进出管壁中的脂蛋白就可发生滞留，附着于管壁，导致动脉壁正常功能和结构发生改变，同时由于受损后的动脉壁可使脂质更易渗入并沉积在管壁上，最后发展成粥样斑块，使血管硬化、动脉管腔狭窄、血管阻力增加、血流缓慢等，而发生中风。动脉硬化的斑块主要是胆固醇等脂类物质，它来自于两个方面，一方面是食物中摄入，另一方面是体内合成，体内脂质代谢调节紊乱是引起高脂血症的主要原因。一般情况下，高血压常伴有动脉硬化，而动脉硬化不一定有高血压。

08 为什么说高血压是引起中风的主要危险因素？

咨询：我今年49岁，1周前因头晕头痛到医院就诊，经检查诊断为高血压，医生说高血压是引起中风的主要危险因素，叮嘱我一定要保持良好的情绪，注意休息，按时服药，以免引发中风，我想知道**为什么说高血压是引起中风的主要危险因素？**

解答：医生说得没错，高血压的确是引起中风的主要危险因素。高血压对中风的作用主要在于加速脑动脉硬化过程，高血压与动脉硬化常相伴发生，是导致中风的一个公认的、最重要和最常见的病因。无论是出血性中风还是缺血性中风，高血压都是最危险的因素，大部分中风均与高血压有关，所以人们习惯把高血压和中风联系在一起。

高血压与中风的发生呈正相关，血压越高，中风的发生率越高，无论是收缩压或舒张压的增高均可增加中风的危险性。

如果说高血压是引起中风的主要危险因素，那么其主要病理基础就是动脉硬化。脑动脉硬化主要发生在脑部大动脉和中动脉，受累的动脉内膜深层脂肪变性和胆固醇沉积，使管腔狭窄，并引起血管和动脉瘤破裂；引起动脉反复痉挛，以致脑组织点状出血、水肿；造成动脉壁透明变性，形成夹层动脉瘤，然后破裂出血等。临床发现，一旦发生脑动脉硬化，由于硬化的脑动脉内皮细胞损害，容易形成血栓，且有的血栓进展速度很快，在脑血栓形成患者中，血压增高者要比血压正常者高多倍。

09 糖尿病患者为什么容易发生中风？

咨询：我姑母是糖尿病“老病号”，半年前又发生了中风，现在不仅需整天吃药，生活还不能自理，我父亲也患有糖尿病，1周前因突发中风正在住院治疗，听医生说糖尿病患者很容易发生中风，麻烦您告诉我**糖尿病患者为什么容易发生中风？**

解答：糖尿病是中风的独立危险因素，糖尿病患者确实容易发生中风。有关资料表明，糖尿病患者动脉硬化的发生率较正常人要高，发生动脉硬化的时间比正常人要早，动脉硬化程度亦较严重，能广泛累及大、小动脉，引起心脏、肾脏、脑、下肢、眼底等动脉硬化，糖尿病患者发生中风的危险性要比血糖正常者增高数倍。

为什么糖尿病和中风关系那么密切呢？其原因是糖尿病患者胰岛 β 细胞分泌胰岛素绝对或相对不足，引起糖、脂肪和蛋白质代谢紊乱，其中以糖代谢紊乱为主。胰岛素不足使葡萄糖转化为脂肪而使葡萄糖的贮存量减少，大量脂肪被分解成三酰甘油和游离脂肪酸，尤以胆固醇增加更为显著，以致造成高脂血症，加速糖尿病患者动脉硬化，这是一个值得注意的问题。一般来说，糖尿病患者常伴有微血管病变和大动脉硬化两种病变。除了糖尿病引起动脉硬化是中风的病理基础之外，其血流动力学的异常也是不容忽视的因素，因为糖尿病患者的血液常呈高凝状态，血小板凝聚功能亢进，血液有不同程度的凝固现象，这大大增加了发生缺血性中风的危险性。此外糖尿病患者出现肾病、酸中毒、脱水及高渗状态都较多，也是易于引起中风的因素。有研究表明，糖尿病患者在糖耐量下降时，其中风的发病率明显增高，此外用胰岛素治疗的糖尿病患者比不用胰岛素治疗的患者其导致脑梗死的危险性也大得多，这可能是糖尿病本身较严重的关系。

糖尿病并发高血压、高脂血症、血黏度增高等，都是发生中风的重要原因。糖尿病促成的中风以脑血栓、脑软化居多，少数表现为脑出血，有相当一部分糖尿病患者发生中风前并无明显的临床症状，往往中风发病后才检查发现糖尿病。

10 心脏病患者为什么容易发生中风？

咨询： 我哥哥今年56岁，患有冠心病，1个月前又突发了中风；我的邻居张师傅，患有风湿性心脏病，前几天也发生了中风；我们单位的同事，也患有冠心病，是突发中风去世的，似乎心脏病患者容易发生中风，我要咨询的是**心脏病患者为什么容易发生中风？**

解答： 这里首先告诉您，心脏病患者确实容易发生中风。许多研究已经证明，伴有心脏病者，包括风湿性心脏病、缺血性心脏病和二尖瓣脱垂等病变，都可增加中风的危险性，特别是在伴发心律失常、心肌梗死者，是中风尤其是缺血性中风的危险因素。国内调查结果显示，患有心脏病者其发生中风的相对危险度为无心脏病者的数倍，有些无症状的心脏异常，仅在体检时发现心脏扩大、心脏杂音等体征或心电图检查时有左心室肥大、传导阻滞、非特异性的ST段和T波不正常，亦可增加中风的发生概率，其发生中风的可能性是心脏正常的5倍左右。

各种原因的心力衰竭，心功能不全时，除了血压偏低的因素外，还有动脉舒缩功能紊乱，静脉回流阻滞及血管壁通透性改变等，都是致使脑缺血发作的因素。至于心肌梗死引起的中风，以缺血性中风为多，其机制比较复杂，可来自伴发的脑血管痉挛、反射性引起脑的循环紊乱、伴发的血液生化改变、附壁血栓的形成和脱落等。而心律失常可以是心腔内栓子形成及脱落等引起脑栓塞的因素，也可以使心脏的搏出量明显降低发生脑供血不全。总之，由于心脏病变引起的中风的原因分为两个方面，一方面是心脏瓣膜的炎性赘生物脱落或心脏附壁血栓及栓子脱落，进入血液流入脑血管而发生脑栓塞；另一方面是由于心功能不全引起脑血流量灌注不足，加之患者素有脑动脉硬化、血管管腔狭窄、血液又处于高凝状态等，非常容易形成脑血栓。

风湿性心脏病是造成脑栓塞的主要原因，且容易复发，这是由于心脏赘生物可反复脱落进入血液，阻塞脑血管的缘故。而亚急性细菌性心内膜炎也可发生脑血栓，先天性心脏病患者容易伴有脑血管畸形，随时都有发生出血性中风的可能性。心脏病患者可引起血流动力学的改变，增加了发生中风的危险性，所以心脏病常被认为是引发中风的一个常见原因。

11 酗酒与中风有什么关系?

咨询：我父亲今年65岁，平时喜欢饮酒，1周前因头痛、左上肢麻木无力到医院就诊，经检查诊断为中风，医生说他之所以得中风与饮酒有很大关系，需要戒酒，我知道饮酒伤肝、伤胃，至于饮酒引发中风就不太明白了，麻烦您给我讲一讲酗酒与中风有什么关系?

解答：饮酒的危害是人所共知的，酗酒的确也是引发中风的不可忽视的危险因素，日常生活中因饮酒不当而发生中风的例子并不少见。乙醇是一种亲神经物质，有神经毒性作用，它能直接杀伤脑细胞，使之溶解、消亡、减少，长期饮酒者脑细胞死亡速度加快，脑萎缩亦将越来越严重，伴随脑血流量的减少，脑血液循环的障碍，脑内葡萄糖代谢率下降，脑神经细胞活性减低，大脑功能便随之减退，血管性痴呆、中风等疾病随之而发。

酒精中毒不仅是青年中风的危险因素，也是老年人中风的一个重要危险因素。长期饮酒不仅会升高血压，还可以改变血液中某些成分（如血小板、红细胞和纤维蛋白原），促使中风的发生。中等量（乙醇＜ 60 克 / 天）和大量（乙醇＞ 60 克 / 天）饮酒者发生出血性中风，特别是蛛网膜下腔出血的危险性是不饮酒者的 2~3 倍，随每日饮酒量的增加，出血性中风的危险性也增加。饮酒无度或经常饮用含酒精浓度高的烈性酒，尤其是在空腹时饮酒，可引起中枢神经兴奋或处于抑制状态，致使血压升高、心率加快，一旦促发脑血管破裂就会发生出血性中风。

酗酒为什么会引起缺血性中风呢？主要是因为它可引起血压升高，增强血小板聚集，激活凝血系统，刺激脑血管平滑肌收缩或使脑代谢发生改变而造成脑血流量减少，诱发心律不齐和心脏壁运动异常而引起脑栓塞等。

对一个健康人来说，少量、间断饮用一些低度的优质酒有提神、助消化、暖胃肠、御风寒和活血通络的作用，对人的健康是有益的，但是饮酒无度或经常饮用含酒精浓度高的烈性酒对人体有百害而无一利，酗酒则是引发中风不可忽视的危险因素。

12 性格与中风有什么关系？

咨询：我家邻居刘大哥，性情焦躁，遇事容易激动发脾气，3年前得了中风，现在生活还不能自理，我三叔性格内向，爱生闷气，1周前突发中风住院了，听医生说性格与中风有一定的关系，我是个急性子，也很担心会得中风，我想知道性格与中风有什么关系？

解答：性格与中风确实有一定的关系。性格是一个人在同周围环境的相互作用中所表现出的、区别于别人的稳定的个性特点。例如有的人做事干脆利落，有的人则缓慢而沉着；有的人勤勤恳恳，有的人却懒散随便；有的人情绪忽高忽低，有的人情绪总是平平稳稳。这些都是人的性格的不同体现。在一般情况下，人的个性一旦形成是相对稳定的。

人们在研究中风的诱因时发现，性格与中风有一定的关系。情绪激动，遇事发怒急躁，爱生闷气，思虑过多而难以自制的人，容易诱发中风。从医学角度来讲，人的不同情绪及感情表达方式以及各种性格色彩都是由高级神经活动支配的。情绪烦躁而紧张的人，对心算及紧张加压试验时的反应值高于耐心而能控制者。不同感情特点能产生不同的加压反应和血流动力学的变化，对于已患高血压、脑动脉硬化、高脂血症、冠心病及糖尿病等疾病的中老年人，情绪激动、爱生闷气等，容易使血压迅速增高而诱发中风。

人的性格有 A、B、C 三种类型。心理学研究表明，具有过分自负、固执、好争辩、容易冲动、急躁、紧张等 A 型性格特征的人，或具有 A 型行为的人，不仅冠心病的发病率比其他人要高，而且容易发生高血压和中风。这种性格的人，当处于不愉快的状态或受到外界任何打击时，比起性格安宁、生活乐观 B 型性格者，更容易发生冠心病、高血压及中风。个性怪僻、情绪低落、固执刻板、抑郁的内向性格的人，情感活动很脆弱，稍有不适则伤心流泪，承受不了一些并不严重的刺激，这种性格的人也容易诱发中风。近年来对高血压和中风的流行病学调查发现，A 型行为个体高血压和中风的发病率是 B 型行为个体的 2 倍。对那些有碍于健康的性格，必须通过加强自我修养，改善心理活动，正确对待生活，培养生活兴趣，积极参加体育活动，使自己的性格适应健康的要求，以预防或减少中风的发生。

13 为什么气候变化能诱发中风?

咨询：我今年 56 岁，是高血压“老病号”，半月前因突发中风在医院住院治疗，现在病已好转并稳定，准备明天出院，自从患病后我比较关注中风的防治知识，从网络上看到气候变化能诱发中风，我是将信将疑，请问**为什么气候变化能诱发中风?**

解答：的确，气候的突然变化可诱发中风，中风的发病率在不同季节也是各不相同的。虽然中风一年四季均可发生，但似乎以节气交变时较多，尤其是以入冬骤然变冷，或早春转暖之时发病最多。《素问·调经论》谓："厥气上逆、寒气积于胸中而不泻，不泻则温气去寒独留，则血凝泣，凝则脉不通，其脉盛大以涩，故中寒。"入冬骤然变冷，寒邪入侵，可影响血脉的运行，是以容易发病；早春骤然转暖之时，正值厥阴风木主令，内应于肝，风阳暗动，亦可导致中风的发生。冬季气候寒冷，寒冷的刺激使血管舒缩功能障碍，血管收缩，血流缓慢或血压骤然变化，易于诱发中风；早春骤然转暖，使收缩的血管骤然舒张，超出人体的自我调节能力，血流动力学突然改变，也容易促使中风发生。有人对住院的中风患者进行统计分析，发现每年的 12 月、1 月、2 月中风的发病率和病死率都较高。

出血性中风以冬季气压高、气温低、湿度大时发病多，缺血性中风以夏季气压低、气温高及湿度小时发病多。夏季中风发病虽然比冬季少一些，但由于天气闷热，又比正常气温发病率高；阴天下雨、气温急剧下降、气压变化大或雷雨时，中风的发生率也增高，这些可能都是因为影响了血管的舒缩功能，引起了血压的波动造成的。以上可以看出，中风的发病与气候的变化是有密切关系的，气候变化是诱发中风的重要因素之一。我们知道了中风的好发季节和发病特点，平时就应该注意防寒保暖和防止中暑，注意根据气候的变化做到自我防护调整，这样有助于预防中风的发生。

14 为什么过度疲劳会诱发中风?

咨询: 我今年55岁，平时并没有什么不舒服，自认为身体很棒，最近儿子结婚，操心劳累，今天早晨起床后发现左下肢无力、活动不便，医生说是得了中风，听他说我的中风是由于过度疲劳诱发的，我想进一步了解一下，请问为什么过度疲劳会诱发中风?

解答: 这里明确告诉您，在中风的诱发因素中，以过度疲劳最为多见。尤其对年过50岁并患有高血压、冠心病、糖尿病、脑动脉硬化等常见老年病的人，过度疲劳随时可能成为发生中风的诱因。

疲劳能使机体处于虚弱和被动的状态，消耗体力和精力，以致引起抗病和防御能力下降，免疫功能减弱，引起全身不适，同时还会发生情绪的变化，出现诸如烦躁易怒、心神不宁、精神萎靡不振等，这些均可诱发中风突起。中医认为，正气不足、气血虚弱、卫外不固、风邪乘虚入中经络，易于引发中风。

所谓疲劳，通常是指在工作、学习、生活以及家务劳动中过度繁忙劳累，或在进行一项活动和工作时超过自己所能负担的限度，如经常工作到深夜、睡眠不足、家务或应酬过忙、看电视时间过长、旅途疲劳未能得到充分休息等，这些过度疲劳现象均可能导致中风的发生。

房事不节也是引起疲劳、导致中风发生不可忽视的一个重要因素。中医认为房事不仅伤及正气，损伤气血，还可伤及阴精，致使素虚的肝肾阴精更亏，肝阳鸱张，风阳扰动，上蒙元神，所以房事不节也易诱发中风。现代研究表明，房事不但消耗大量的体力，由于性欲达到高潮兴奋时，双方的生理和情感达到最佳的兴奋和满足，这时会出现血压升高，心率加快，心率每分钟可达110~180次以上，呼吸急促，对于已有高血压和脑动脉硬化的人来说，更易引起脑血管功能障碍而引发中风。

对于患有高血压、冠心病、糖尿病、高脂血症的中老年人，应该避免过度劳累，节制房事，做事务必量力而行，不要急于求成，以防止中风的发生。

15 为什么说饮食不节是诱发中风的危险因素？

咨询：我父亲今年64岁，平时喜欢饮酒，血压偏高，前天突发中风住院了，自从父亲住院后，我很担心，生怕得中风，听说诱发中风的因素有很多，饮食不节就是诱发中风的危险因素，请您给我讲一讲**为什么说饮食不节是诱发中风的危险因素？**

解答：饮食不节不仅是引发高血压、脑动脉硬化、糖尿病等的主要因素，饮食无节制、暴饮暴食、饮酒不当也是诱发中风的危险因素。

饮食不节作为中风的病因和诱发因素，早已被人们所认识。

在《素问·通评虚实论》中就有“凡治消瘅、仆击、偏枯痿厥、气满发逆，肥贵人，则高梁之疾也”的记载。中医认为，嗜酒肥甘，饥饱失宜，或形盛气弱，中气亏虚，脾失健运，聚湿生痰，痰郁化热，阻滞经络，蒙蔽清窍；或肝阳素旺，横逆犯脾，脾运失司，内生痰浊；或肝火内炽，炼液成痰，以致肝风夹杂痰火，横窜经络，蒙蔽清窍，突然昏仆，㖞僻不遂，发为中风，这些均与饮食不节、脾虚失于健运有关。

现代研究认为，饮食不节主要是引起血流动力学的改变而诱发中风，特别是使血压升高、心跳加速等，继而导致脑部血管功能障碍。对于一个健康的人来说，适量、间断喝一些低浓度的优质酒有提神、助消化、活血通络、暖胃御寒等作用，但是饮酒无节制或经常饮用含乙醇浓度高的烈性酒，尤其是在空腹时饮酒，可引起中枢神经系统兴奋或处于抑制状态，使血压升高、心率加快，一旦促发脑血管破裂或阻塞，就会发生中风。

对于高血压、脑动脉硬化等有发生中风潜在危险性的中老年人来说，暴饮暴食、嗜酒无异于雪上加霜，大大增加了发生中风的危险性，注意饮食调理是预防中风的重要措施之一。

16 为什么说不良情绪是诱发中风的助推剂？

咨询： 我母亲今年68岁，因生活琐事昨天与邻居吵架，生气恼怒，突然晕倒、不省人事，急诊到医院住院治疗，经检查诊断为脑出血，医生说这种病中医叫中风，与生气恼怒有关，不良情绪常是诱发中风的助推剂，请问为什么说不良情绪是诱发中风的助推剂？

解答： 医生说得没错，情绪与中风的发病确实有密切的关系，不良情绪常常是诱发中风的助推剂。情绪是人类在进化过程中产生的，是人体对外界刺激的突然影响或长期影响所产生的适应性反应。生活实践告诉我们，情绪好坏直接影响到人的生命活动。情绪可分为积极情绪和消极情绪，积极的情绪包括喜悦、欢乐、愉快、喜爱、满意、舒畅等，这些好的情绪能为神经系统增添新的力量，增强人体抵抗疾病和抗疲劳的能力，使人健康长寿。消极的情绪包括忧愁、烦躁、愤怒、悲伤、惊慌、恐惧、痛苦及嫉妒等，这些不良情绪会使人失去心理上的平衡，产生呼吸频率紊乱、神经功能失调、内分泌功能紊乱等一系列功能变化，给人体造成一定的危害。人对情绪有一个调节能力，如若超出了自身的调节范围，不论积极的情绪还是消极的情绪，都可产生不利影响，此即所谓情志失调，人们常说“乐极生悲”“喜能伤心”等，都是由于情志不调造成的。

在中风的诱发因素中，情绪激动、紧张焦虑等不良情绪占有重要地位，日常生活中因与人吵架发怒、悲伤以及精神过度紧张等诱发的中风时常可以见到，自我情绪控制能力差的人诱发中风的机会比一般人群要多得多，有相当一部分中风是不良情绪刺激诱发的，可以说不良情绪是诱发中风的助推剂。中医认为，五志过极，心火暴盛，或素体阴虚，水不涵木，复因忧思悲恐、情绪紧张等情志所伤，肝阳暴动，引动心火，风火相煽，气血上逆，心神昏冒，遂致卒倒无知，发为中风，此即《素问·调经论》中所说的："血之与气，并走于上，则为大厥。"人们通过大量的实验与临床观察证实，不良情绪可引起大脑皮质及下丘脑兴奋，促使去甲肾上腺素、肾上腺素及儿茶酚胺分泌增加，以致全身小动脉出现收缩，心跳加快，血压升高，使已经变硬变脆的动脉内压力增大，容易在血管薄弱处发生破裂或堵塞，导致脑出血或脑梗死。学会自我调摄情志，避免不良情绪产生，是预防中风发生的重要措施。

17 为什么血压过低也能引起中风?

咨询：我的同事有几个人，因为平时血压较高，先后都得了中风，我知道高血压容易引发中风，可我哥哥血压不但不高，还较正常人偏低，1周前突发中风住院了，这使我很迷茫，我要咨询的是**为什么血压过低也能引起中风?**

解答：高血压和中风是一对“患难兄弟”，这种说法人们容易接受，如果把血压过低和中风比作是一对“患难姐妹”的话，就有非议了，有些甚至拍着胸膛说：我的血压是处于低血压状态绝对不会发生中风，其实这种观点真是大错特错，低血压同样能引起中风，血压过低的人发生中风的实例不在少数。

我们经常遇到一些老年人，平素血压不高也不低，既往也没有过高血压病史，但突然有一天早晨醒来发现偏瘫、失语了，发生“半夜卒中”，这是由于晚间睡眠时的血压比白天要低，血液循环缓慢，血液中的血小板、纤维蛋白容易沉积，易出现脑供血不足，以致造成脑血管阻塞，而突然发生中风的缘故。

近年来，临床医生普遍注意到随着对高血压的积极防治而脑出血的发病率下降的同时，脑缺血性疾病的发病率似有所上升，在大力降低血压的过程中，出现脑供血不全，血压回升后症状又消失的病例也不少见。也常有高血压患者的血压降低到一定水平时，头晕头痛、注意力涣散等症状反而加重的病例。低血压对脑缺血发作发病的影响，是血压过低引起中风的直接原因。

正常人的脑血管在一定的血压范围内有一种自身调节的功能，当脑血管有病变时，血管的自我调节功能要在较高的血压范围内才能发挥作用，而中风的发生最主要的原因与血管病变有关，所以当血压过低时，脑血管失去了正常的调节功能，血管不仅不扩张，甚至发生脑血管痉挛，以致造成脑组织缺血、缺氧、梗死。同时血压过低时，脑血流缓慢，容易发生血小板聚集，使血液黏稠度增高，形成血栓，从而发生中风。

血压过低时发生的中风一般是缺血性的，因此有动脉硬化的人，特别是老年人，应注意避免血压过低，高血压患者在降压治疗时切忌速度过猛过快，血压过低的中老年人也不要产生麻痹思想，同样需要采取有效的措施，积极预防中风的发生。

18 用脑不当能促发中风吗？

咨询：我近段时间在工作上操心劳累，从昨天晚上开始我总感觉头晕头沉、左下肢麻木不适，今天到医院就诊，医生建议住院观察，说用脑不当能促发中风，这种情况很容易中风，我是将信将疑，请问用脑不当能促发中风吗？

解答：这里首先告诉您，用脑不当确实能促发中风。一个人工作能力的大小以及在相同的时间里发挥的作用如何，在很大程度上取决于如何用脑。人脑好比一部机器，长期不用就会生锈，过度的闲散对大脑的健康不利。适度的工作和学习是对大脑的一种有益的刺激，可保持大脑皮质最适宜的紧张度，对脑的保健是非常有益的。同样，用脑超过了一定限度，不仅效果不佳，反而给大脑造成伤害。若用脑不当，有时可能促发中风，在中风好发因素的统计中，发现脑力劳动者多于体力劳动者。

在脑力劳动的过程中，如长时间地学习、思考问题、研究工作等，有时会感到头昏脑涨、精神疲劳、心烦急躁，甚至出现肢体麻木、偏瘫等。在用脑过度及劳累时，脑部的需血量增加，全身各器官的代谢加快，生理上的消耗不亚于重体力劳动。

不合理的用脑使大脑神经细胞长时间处于高度兴奋状态，使兴奋与抑制失去了生理上的平衡，容易引起脑部血液循环障碍而促发中风。

脑力劳动者用脑相对较多，在日常生活中需注意劳逸结合，每天必须保证足够的睡眠，这样不仅能使大脑得到充分的休息，还能调整白天接受的信息，增强记忆力。有些人急于求成，不知科学用脑，长期夜以继日地学习工作，致使脑的工作效率下降，这种工作效率的下降常常使人情绪低落、信心不足，由此又可反过来影响脑功能的正常发挥，这样的恶性循环最终必然导致大脑兴奋和抑制功能的失调，诱发神经衰弱、失眠、中风等疾病。因此，希望人们能科学合理地用脑，避免过度用脑，使脑神经细胞的兴奋与抑制相互得以调节，这样有助于减少促发中风。

19 中风与生活环境有关吗?

咨询： 我今年65岁，平时血压较高，3月前突发中风，经住院治疗病已好转并稳定，正在家中调养康复，自从患病后我比较关注有关中风的防治知识，从电视上看到生活环境与中风有一定的关系，我不太相信，我要问的是**中风与生活环境有关吗?**

解答： 中风与生活环境确实有一定的关系，生活环境的优劣直接影响到中风的发生和发展，并能影响其预后和转归。生活环境的内容很丰富，包括社会环境、家庭环境、居住环境及心理环境等。

若生活长期处于强烈的噪音环境，不断影响人的精神活动，就会引起体内儿茶酚胺分泌增加，出现大脑皮质兴奋，并扩散到整个机体，此时内脏器官卷入兴奋之中，过分的兴奋，往往出现严重的后果。

居住条件也是影响身心健康的因素。有的长期在楼房中居住，家庭之间缺少来往，中老年人尤其是丧偶之后，常陷于孤单寂寞的处境。有的中风患者，由于生活不能自理，居住条件又较拥挤，各方面都有不便，精神非常苦恼，若家人的态度及护理不当，势必会给患者造成很大的内心压力，对预后和转归有一定的影响。

周围的人吸烟和饮酒对患者均有不良刺激，间接地吸进烟雾比直接吸烟对身体的危害性更大，有的在这样的环境影响下也有了吸烟的嗜好，久之使血流动力学发生改变，易发生脑动脉硬化，这样大大增加了发生中风的可能性。同样，有的人在饮酒的环境中也可过早形成动脉硬化，有的人甚至在饮酒过程中发生了出血性中风。人们在日常的工作中，难免出现这样或那样的困难，若在心理上引起冲突，造成一种无所适从、心烦意乱、情绪不定时，可因脑部的血液循环发生改变而促发中风。

要不断地改善不利的生活环境，并调整和协调各方面的关系，使人们在改造生活环境的同时树立一种健康向上的生活情趣，使精神生活丰富多彩，在人际关系上能互敬互助，设法摆脱各种不良的环境因素，以便通过人的各种感觉刺激脑细胞，使之活跃，从而有利于预防中风的发生及有助于中风患者的顺利康复。

20 什么是中风先兆？

咨询： 我今年56岁，平时饮酒较多，体型肥胖，血压偏高，最近几天不知为什么，总感觉头晕头沉、左手指麻木不舒服，咨询医生说这种情况是中风先兆，建议到医院进一步检查治疗，我是第一次听说中风先兆，请您给我讲一讲**什么是中风先兆？**

解答： 先兆即预兆之意，在医学上是指各种疾病发生前的一些早期信号或信息性症状和征象而言，也称前驱症状或前驱症候群。中风先兆即中风发生前的征象，所以也称之为中风先兆征象，中医学称之为“小中风”。这些症状或症候群是预示中风可能发生或可能即将来临的先兆，其特点是介乎于中风显症与潜隐症之间的症状。

中风先兆可分为近期先兆和远期先兆两种。中风近期先兆是指发病前数分钟、数小时或数日内（个别可达数月内）出现的先兆症状，如高血压患者出现血压急剧升高、剧烈头痛、头晕，甚至呕吐、肢体麻木无力等，常预示即将发生出血性中风。据统计，大部分的中风患者发病前或多或少的出现近期先兆症状。远期先兆则是指中风病早期或超早期（萌芽期）出现的症状，如元代罗天益所说的“凡大指、次指麻木或不用者，三年中有中风之患”，说明如果大指、次指发麻或不能拿东西等，3年之内可能发生中风，这就是讲的远期先兆。从预防中风发生来说，远期先兆的提示并及早治疗更有意义。有资料表明，中风先兆发作者发展为中风的可能性比无中风先兆者高数倍。

需要说明的是，约有 30% 的中风患者在发病前几乎没有任何先兆，这是因为先兆是否出现，一方面与病变性质和程度有关，另一方面与患者的感觉及敏感性等因素有关。很多情况是虽然中风先兆信号早已向人们发出，进行了报警，而患者却不能自知或忽视了这些信号。因此，了解和掌握有关中风先兆的一些知识是非常必要的，这可提醒人们早期发现、早期治疗，防患于未然。

21 中风常见的先兆征象有哪些?

咨询：我今年 58 岁，患高血压已多年，一直坚持服药治疗，血压控制的还不错，我知道高血压是引发中风的危险因素，中风严重威胁人们的健康和生命，听说中风发病前常有一些先兆征象，一旦出现中风先兆离中风就不远了，请问中风常见的先兆征象有哪些?

解答：中风先兆的出现常预示中风发生的高度危险性，中风的先兆征象是多种多样的。中风常见的远期先兆征象有头痛、眩晕或头昏；记忆力减退、健忘；肢体麻木，特别是手指麻木；头摇、口角撮动、下眼皮跳、鼻出血等。

中风常用的近期先兆征象有以下几种：①头晕突然加重。②头痛突然加重或由间断性头痛变为持续性剧烈头痛。一般认为头痛、头晕多为缺血性中风的先兆，而剧烈头痛伴恶心呕吐则多为出血性中风的先兆。③肢体麻木，或半侧面部麻木或舌麻、口唇发麻，或一侧上下肢发麻。④突然一侧肢体活动不灵或无力，时发时止；暂时或突然出现吐字不清，讲话不灵。⑤突然出现原因不明的跌跤或晕倒。⑥精神改变，如个性突然变为沉默寡言、表情淡漠或急躁多语、烦躁不安，或出现短暂的判断或智力障碍。⑦出现嗜睡状态，即患者昏昏沉沉，总想睡觉。⑧突然出现一时性视物不清或自觉眼前一片黑蒙，甚至一时性突然失明。⑨恶心呕吐或呃逆，或血压波动并伴有头晕眼花或耳鸣。⑩鼻出血，特别是频繁性鼻出血则常为高血压脑出血的近期先兆。

当然，上述中风的先兆症状并无特异性，还有很多其他疾病也可出现类似中风先兆的症状，如耳源性眩晕、低血糖休克、颈椎病、周围性神经炎等，临床上需注意鉴别。大凡突然出现眩晕、呕吐、站立不稳，血压忽高忽低，突然头痛加剧或头痛伴发呕吐，以及突然鼻出血、视物不清、肢体麻木，原因不明的身体不适、口角流涎、口齿不清或伸舌偏斜、单侧肢体无力等，都应考虑是否为中风的先兆，需要及时到医院诊治，千万不要粗心大意或不在乎，以免耽误治疗。

22 为什么肢体发麻要当心中风？

咨询：我朋友周某，患高血压已十多年，半月前突发中风去世了，我也患有高血压，最近一段时间总感觉左上肢麻木不舒服，咨询医生说肢体发麻就是中风的先兆，要当心中风，必须及时检查治疗，麻烦您告诉我**为什么肢体发麻要当心中风？**

解答：医生说得没错，肢体发麻就是中风的先兆，要当心中风，必须及时检查治疗。作为中风先兆的肢体发麻症状，是指在无刺激的情况下，主观有肢体麻木不适的感觉异常表现。因为人的大脑不仅有支配人体运动功能的运动中枢，也有主管人体感觉功能的感觉中枢，而且左侧大脑半球的感觉中枢主管人体右侧的感觉功能，右侧大脑半球的感觉中枢主管人体左侧的感觉功能。当人患有高血压、脑动脉硬化时，发展到一定程度，可产生脑血液循环障碍，或脑供血不足。如病变程度轻，形成的刺激性病灶影响了大脑皮质的感觉中枢，便可产生对侧肢体感觉异常性阵阵发麻，或有如蚁行感、烧灼感等。随着高血压、脑动脉硬化病变继续发展，脑血液循环障碍更加严重，当造成脑出血以及脑组织缺血、缺氧等破坏性病灶时，便会严重影响感觉中枢，发生对侧肢体、面部等感觉减退，甚至有按之不知，搔之不觉的现象。

从肢体发麻或肢体感觉减退，反映了高血压、脑动脉硬化病理改变的由轻到重的发展过程。因此，高血压、脑动脉硬化患者，一旦出现肢体发麻，或同时出现面部麻木、舌麻、口唇发麻等感觉异常，则预示着高血压、脑动脉硬化已发展到影响脑细胞功能的程度，成为中风的先兆。有关资料表明，在众多的中风先兆症状中，肢体麻木等感觉异常占第二位，仅次于头晕。肢体发麻等感觉异常是中风重要的先兆症状之一，肢体发麻等感觉异常的出现预示着发生中风的高度危险性，所以若感到肢体阵阵发麻时，一定要当心发生中风。

当然，肢体发麻症状的出现还与血管收缩、精神紧张等因素有关，也与某些其他疾病如颈椎病等有关。所以，当发生肢体麻木感时，既不要紧张不安，也不要掉以轻心，应及时请医生进行全面检查，并积极针对病因进行相应的治疗。

23 突然眩晕呕吐、站立不稳是中风的先兆吗？

咨询：我今年60岁，平时并没有什么不舒服，今天不知为什么，突然感觉头晕、站立不稳，还总想呕吐，刚才到药店买药，药师说突然眩晕呕吐、站立不稳是中风先兆，建议及时到医院检查治疗，请问**突然眩晕呕吐、站立不稳是中风的先兆吗？**

解答：这里首先告诉您，突然眩晕呕吐、站立不稳确实是中风的先兆。眩即目眩，眼前昏花缭乱；晕为头晕，谓头部运转不定之感觉，感觉自身或外界景物旋转，站立不稳。由于二者常同时并见，故统称为“眩晕”。眩晕发作时往往伴有呕吐、站立不稳，但有轻重之别。轻者只觉得头晕眼花，或经常感觉“晕晕乎乎”，闭目即止；重者则出现“天旋地转”，如坐车船、旋转不定、站立不稳，或伴有恶心呕吐、身出冷汗，甚至面色苍白、不敢睁眼等。

眩晕作为临床常见的症状之一，可见于西医学的多种疾病，大凡心血管内科的高血压、低血压，神经内科的脑血管病如脑动脉硬化、椎－基底动脉供血不足等，脑外科的脑外伤综合征，妇科的围绝经期综合征，五官科的梅尼埃病、中耳炎等，均可引起眩晕。也有些眩晕是因为体质因素而导致的，如轻度贫血、体位突然改变等；也有一部分是由于中毒引起的，如药物中毒、一氧化碳中毒等；还有一些是由于环境改变引起的，如坐车、坐船等；另有相当一部分是心理应激、失眠、神经官能症等引起的。可以说，眩晕的发生涉及多方面的原因，临床中应注意辨别区分。

尽管引起眩晕的原因有很多，但如果中老年人发生眩晕，则多数是由高血压、脑动脉硬化引起的，当然也常见于颈椎骨质增生、颈椎病伴动脉硬化。颈椎骨质增生、颈椎病伴动脉硬化患者的颈部转动时，可压迫椎动脉，或因颈椎关节的病变如骨刺刺激颈部交感神经丛，引起椎动脉痉挛，均可致使椎动脉血流量减少而发生椎－基底动脉供血不足和脑供血不足，从而造成前庭系统及小脑、脑干功能障碍，便发生眩晕、呕吐、站立不稳等。

由上可以看出，中老年人一旦突然发生眩晕、呕吐、站立不稳等时，或者说明其高血压、脑动脉硬化已经发展到较为严重的程度，或者表明患有颈椎病引起了椎－基底动脉供血不足、脑缺血发作。无论从哪方面讲，均预示着中风发生的高度可能性。对中老年人来说，突然眩晕呕吐、站立不稳常常是中风的先兆，应予以警惕。

24 什么是短暂性脑缺血发作？有何临床特点？

咨询： 我今年61岁，患有高血压，一直坚持服药治疗，血压控制得还不错，今天早晨突然出现头晕、视物不清，持续10分钟左右才缓解，到医院咨询，医生说是短暂性脑缺血发作，建议及时检查治疗，我要问的是**什么是短暂性脑缺血发作？有何临床特点？**

解答： 短暂性脑缺血发作也叫一过性脑缺血发作、小中风，它的特征是出现短暂性、缺血性、局灶性脑功能障碍。其形成目前尚无统一的意见，一般认为该病与脑动脉硬化有关，在动脉硬化的基础上发生。

微栓塞是短暂性脑缺血发作最常见和最主要的原因。在动脉粥样硬化的主动脉、颈动脉或椎动脉内，动脉粥样硬化斑块脱落，在血流中成为微栓子，或脱落的心源性栓子，随血流到达脑部小动脉而阻塞血管，则出现脑局部供血障碍致使脑缺血发作。如果微栓子在脑组织发生不可逆病变前由于体内某些酶的作用被分解自溶或破碎，或侧支循环迅速建立，或栓塞血管扩张使栓子流入更远端小动脉或进入远端末梢血管使局部血液循环恢复，脑缺血的症状便可自行缓解或消失，故脑缺血发作呈一过性。

血流动力学的改变是短暂性脑缺血发作形成的第二个重要原因，当血压降低、心搏出量减少、血液的黏稠度增高、血流缓慢或血液成分改变致使血流动力障碍，而其他代偿功能又不能弥补时，就造成了脑供血不足，出现局灶性脑缺血。

脑血管痉挛是引起短暂性脑缺血发作的第三个原因，当脑血管发生动脉硬化，或有狭窄、迂曲等情况，该处血管处于病理性易激惹状态，在受到强烈刺激下，如大量渗血或造影剂的快速注入、血压突然变化等，均可发生血管痉挛，致使该血管支配的脑区供血不足，导致短暂性脑缺血发作。另外，颈椎病变、脑动脉炎等，也可出现局灶性脑缺血而导致短暂性脑缺血发作。

短暂性脑缺血发作的特点是起病急骤，历时短暂，临床症状很快消失，大多数无意识障碍。症状常表现为某种神经功能的突然缺失，但不会从身体的一处扩散到别处，病情相对稳定，病程不呈现“进行性”。症状体征仅在本病发作时出现，发作后症状和体征多在 24 小时内消失而不遗留严重的功能障碍。发作时间由数秒到数小时，一般不超过 24 小时。本病症状出现在一定血管分布的脑区支配的部位，每次发作的症状表现大同小异，呈反复发作性。

临床上椎 - 基底动脉短暂性缺血发作较颈内动脉系统短暂性缺血发作常见，它们的临床表现有所不同。椎 - 基底动脉短暂性缺血发作表现为眩晕、眼花、视物成双、恶心呕吐、吞咽困难、走路不稳，头面部症状与肢体症状不在同一侧，呈交叉性或双侧肢体的运动感觉障碍；颈内动脉系统短暂性缺血发作一般表现为单肢无力，偏身无力，偏身感觉障碍，失语，单眼视力障碍等。短暂性脑缺血发作的频率不等，有的人反复发作数十次尚不发生完全性中风，而有的仅发作 1~2 次便发生完全性中风。

虽然短暂性脑缺血发作是短暂性、一过性的，但是一旦出现就说明脑血管的病损程度已到了危险的边缘，颈内动脉系统或椎 - 基底动脉系统的狭窄已到了难以代偿的程度，影响了脑部的血液供应，所以出现了相应的神经功能障碍。短暂性脑缺血发作的出现预示着有发生完全性中风的高度危险性，若不及时治疗，病变将继续发展，乃至血管腔完全闭塞或堵塞、破裂等，发生完全性中风。中医学认为，人年过四旬后，气血渐衰，肝肾阴精亏虚，气血运行不畅，若经常出现头痛、眩晕、肢麻，以及一时性语言不利等，则多属中风的先兆，应密切注意。

25 什么是腔隙性脑梗死？有何临床特点？

咨询：我今年 56 岁，平时并没有什么不舒服的感觉，自认为身体很好，前几天单位健康体检，检查头颅 CT 时，发现我有腔隙性脑梗死，我知道有脑梗死这个病，腔隙性脑梗死还是第一次听说，我想了解一下什么是腔隙性脑梗死？有何临床特点？

解答：腔隙性脑梗死是在高血压、脑动脉硬化的基础上，脑深部的微小动脉发生闭塞，引起的脑组织缺血性软化病变。其病灶范围不超过 20 毫米，一般在 0.5~20 毫米，其中以 2~4 毫米者最多见。其病灶数目通常有多个，甚至多达数十个，是近年来临床较常见的一种多发性脑血管病，是脑梗死的一种特殊类型。

一般认为，脑小穿通动脉或微小动脉硬化闭塞是引起腔隙性脑梗死的基础，是高血压性脑血管病在病理上最常见的一种病变。它是由于高血压持久作用于小动脉微血管网，引起灌流异常，促发微动脉壁的透明变性和动脉硬化，小动脉的血栓形成或被来自血流上游的栓子所阻断即形成微软化灶，以后变成一个小空腔，多数散在的微小腔隙所形成的病理现象即为腔隙性脑梗死。病变如侵犯深穿通动脉，引起其闭塞后可形成较大的腔隙，如果为微小动脉闭塞，则形成较小的腔隙。一些小腔隙多在脑组织的相对静区，在临床上不易发现。一般认为，腔隙的位置和大小不一定是决定临床症状的主要因素。本病患者多无明显的症状，约有 3/4 的患者无局灶性神经损害症状，或仅有轻微注意力不集中、记忆力下降，或出现短暂性脑缺血发作等。腔隙性脑梗死的诊断主要依据头颅 CT 及磁共振等的检查。

腔隙性脑梗死多见于 50 岁以上的中老年人，常有高血压、脑动脉硬化、心脏病及糖尿病等病史。其起病缓慢，逐渐加重；临床症状轻，多无头痛、呕吐及意识障碍等症状；其神经体征多局限，常以单纯运动性偏瘫或面、舌瘫，或单纯感觉障碍，或失语等症状为表现。头颅 CT 检查可见 2~20 毫米的低密度病灶。

腔隙性脑梗死因临床症状轻，体征又不明显，常易被患者及其家属忽视，不能及时发现和治疗，因此易导致广泛性、多灶性的腔隙性梗死，促使脑血流量降低，影响脑细胞功能，引起智力下降，而且智力减退程度与脑血流量减少的程度是一致的。对腔隙性脑梗死应及早进行治疗，否则反复多次发生脑深部小动脉闭塞，病情会进行性加重，呈阶梯式进展，智力进行性衰退，最后导致脑血管性痴呆。

26 什么是脑血栓？有何临床特点？

咨询： 我今年 56 岁，因突然头晕、右下肢麻木无力到中医院就诊，经检测血压、检查头颅 CT 等，诊断为脑梗死，医生说这种情况西医也叫脑血栓，中医称之为中风，需要马上住院治疗，我要咨询的是什么是脑血栓？有何临床特点？

解答： 由于各种原因导致脑动脉血管狭窄、闭塞或堵塞，引起部分脑组织供血不足、血流量减少或中断，产生局部脑组织缺血、坏死、软化，出现缺血性中风表现者，称为脑梗死。按不同的病因和发病机制，临床上有动脉血栓形成性脑梗死（简称脑血栓）、栓塞性脑梗死（又称脑栓塞）、腔隙性脑梗死（又称微梗死）。

脑血栓也称脑血栓形成，是临床较常见的一种缺血性中风，其最常见的原因是脑动脉硬化，高血压、高脂血症、糖尿病等往往加速动脉硬化的发展，其次的病因为脑动脉炎。脑血栓主要是在高血压及脑动脉硬化的基础上，脑动脉血管壁增厚，管腔狭窄；管壁内膜粗糙不平，血小板易于黏附及聚集，甚至发生凝血；或血液黏稠度增高，血流速度减慢等。当狭窄的脑血管发生完全堵塞，便导致局部脑组织缺血、软化、坏死等病理改变，从而产生一系列的神经功能障碍的症状，如失语、偏瘫、感觉障碍等。另外，血压偏低、高脂血症、血液高凝状态等血流动力学及血液流变学的异常，都可促进脑血栓的形成。

脑血栓的发病年龄一般比脑出血的发病年龄略高，多见于55~65岁的中老年人，男性多于女性；多数患者有短暂性脑缺血发作史及高血压、高脂血症、脑动脉硬化、糖尿病等病史。发病后大多神志清楚，无意识障碍，其起病缓慢，呈逐渐加重之势，多数在安静状态下发病，虽然病死率较其他脑血管病为低，但大面积梗死引起的神经功能障碍不易恢复，往往遗留较严重的后遗症。由于血管闭塞的部位不同，脑血栓的临床表现特点也不一样，属于颈内动脉系统血栓形成者，以出现对侧偏瘫、感觉障碍或失语为主要症状，发生在椎－基底动脉系统的血栓形成，多见眩晕、恶心、呕吐、复视、交叉性运动或感觉障碍、吞咽困难、饮水发呛等症状。

27 什么是脑栓塞？有何临床特点？

咨询：我母亲今年58岁，患有风湿性心脏病，长年吃药，多次住院，今天早晨突然感觉头晕，舌根发硬、语言不清，左上肢麻木无力，即到医院就诊，经检查医生说是脑栓塞，我知道有脑梗塞，没听说过脑栓塞，请您给我讲一讲**什么是脑栓塞？有何临床特点？**

解答：脑梗塞即脑梗死，脑栓塞是脑梗死的一种类型。脑梗死按不同的病因和发病机制，临床上有动脉血栓形成性脑梗死（简称脑血栓）、栓塞性脑梗死（又称脑栓塞）、腔隙性脑梗死（又称微梗死）。

脑栓塞是由来自身体各部分的栓子，如凝血块、动脉粥样硬化斑脱落的碎斑块、脂肪组织以及气泡等，经颈动脉或椎动脉进入颅内，阻塞脑部血管，造成血流中断，引起的一种急性局部脑组织缺血、缺氧甚至软化、坏死，脑细胞功能障碍的脑血管病。脑栓塞的发病突然，是脑血管病中发病最快的一类，且侧支代偿常不能有效建立，故一旦发病，病情常较危重。脑栓塞易诱发出血性梗死灶，其病灶还倾向于多发，所以对脑栓塞应引起足够的重视。

引起脑栓塞的栓子很多，概括起来主要有心源性和非心源性两大类，其中以风湿性心脏病二尖瓣狭窄所致者最多。常见的栓子有心源性栓子、细菌性栓子、动脉硬化斑栓子、脂肪栓子、空气栓子、寄生虫及虫卵、异物等。左侧大脑中动脉为栓子最易进入的血管。栓子堵塞血管引起急性缺血，堵塞小血管时仅引起脑局部症状；大血管栓塞或多发栓塞，或脑干组织动脉栓塞可引起全脑症状。栓子堵塞血管时常因刺激作用而发生脑动脉痉挛，使症状加重。若血管痉挛减轻，栓子溶解破裂、变小或移向动脉远端，脑缺血的症状可逐渐缓解。

少部分脑栓塞的患者在局灶性脑症状发生之前有一些前驱症状，如头痛、肢体无力及疼痛或发麻、发凉等，说明是微栓子入脑所引起的，多发生于脑栓塞发作的前 1 周内。发病急，并迅速达到症状的高峰是脑栓塞的一个重要特征。首发症状有肢体无力或失语、头痛、抽搐发作、神志不清、头晕、难以描述的不适感等。脑局灶性损害的体征视栓塞的多少与堵塞的血管而定，大致与脑梗死相同。脑栓塞的临床表现可以分为两组，一组是以脑组织的局灶性表现为特点，由单个的、阻断一支较大动脉的栓子引起，其表现视栓子的大小及具体侵及某支较大动脉而定，大脑中动脉的病变占大多数，出现为时数日至数周的脑局部症状，如局限性抽搐、偏瘫、偏盲、失语等，大多无意识改变，如有意识障碍也很轻，且很快恢复，持续时间短，较小的脑栓塞神经症状可完全消失，否则可留有不同程度的后遗症；另一组则因弥散多发的脑栓塞引起，表现为迅速发生及发展的全脑症状，类似严重的代谢性脑病，严重者可突然昏迷、全身抽搐，因脑水肿或颅内出血，发生脑疝而死亡。

28 什么是脑出血？有何临床特点？

咨询：我哥哥今年55岁，平时喜欢饮酒，体型肥胖，患有高血压，一直服用降压药物，血压控制的还不错，今天上午突然头痛、呕吐，左侧肢体麻木无力，急诊到医院就医，医生怀疑是脑出血，建议立即检查头颅CT，麻烦您告诉我**什么是脑出血？有何临床特点？**

解答：脑出血又称出血性脑卒中、脑溢血，是指原发于脑实质的非创伤性的血管破裂、血液溢出，是出血性中风中的最常见者。脑出血主要发生于高血压和脑动脉硬化的患者，占全部脑内出血的大部分，其他如脑血管畸形、脑动脉瘤、脑动脉炎等也可引起，是死亡和致残率极高的一种常见病。

持续高血压和脑内小动脉硬化，使出血部位的血管发生玻璃样变而形成微小动脉瘤，由于脑内动脉外膜不发达，无外弹力层，中层肌细胞少，管壁较薄，大脑中动脉与其所发出的深穿支－豆纹动脉呈直角，因此当劳累、用力或情绪改变等因素使血压骤然升高时，易致动脉破裂出血。通常认为，脑出血的发生与脑血管壁本身有某种解剖结构上的缺陷、血压的急剧变化以及有出血倾向等有密切的关系。脑出血后，血液在脑内形成凝血块（即脑血肿），由于脑血肿的占位及压迫，影响了血液循环而引起颅内压增高和脑水肿，出现呕吐、头痛等共性症状，但因出血部位不同，临床上神经系统定位症状和体征各不相同。

脑出血的临床特点是好发于50岁以上的中老年人，常有高血压、头昏、头痛等病史，易于活动中发病，时常在精神紧张或体力劳动时突然起病。发病时表现为剧烈头痛、恶心呕吐，逐渐出现一侧肢体无力，继而出现意识障碍、鼾声大作，病情进展迅速，症状多在数小时内达到高峰（稳定型中风），少数患者的意识障碍和肢体瘫痪可在数小时至1~2天内进行性加重，终至昏迷、偏瘫（进展型中风）。测血压明显增高，收缩压通常在180mmHg以上，可有脑膜刺激征。

29 什么是蛛网膜下腔出血？有何临床特点？

咨询：我朋友刘某，今年46岁，平时身体并没有什么不舒服，昨天下午突然剧烈头痛、呕吐，随即到医院就诊，经检查头颅CT，说是蛛网膜下腔出血，我知道有脑出血，没有听说过蛛网膜下腔出血，请问什么是蛛网膜下腔出血？有何临床特点？

解答：蛛网膜下腔出血是出血性中风中的一种独立的疾病，系指颅内血管破裂后，血液流入蛛网膜下腔的一种临床综合征。临床上蛛网膜下腔出血分为自发性和外伤性两大类，自发性又可分为原发性和继发性两种。凡出血系由于脑表面和脑底部的血管破裂，血液直接流入蛛网膜下腔，称为原发性蛛网膜下腔出血；如系脑实质内出血，血液穿破脑组织而流入脑室及蛛网膜下腔者，称为继发性蛛网膜下腔出血。自发性蛛网膜下腔出血可发生于任何年龄，但以30~40岁最多见，其人口发病率仅次于脑梗死和脑出血，占脑卒中的第三位，常反复发作。

引起蛛网膜下腔出血的最常见的原因为先天性颅内动脉瘤、颅内血管畸形，以及高血压脑动脉硬化、血液病等。一般而言，30岁以前发生者多为血管畸形，40岁以后发生者多为动脉瘤破裂，50岁以上发生者则往往为高血压脑动脉硬化血管破裂。

蛛网膜下腔出血的临床表现以起病突然、剧烈头痛、呕吐、颈项强直为特点，脑膜刺激征是最重要的体征，或有烦躁不安、谵语及幻觉等精神症状，或有抽搐、昏迷。多数患者无肢体瘫痪等神经系统的定位体征。腰穿刺检查脑脊液多为血性，颅内压增高。当然，也有些老年蛛网膜下腔出血的患者，其头痛、呕吐等症状不明显，这与老年人大脑出现一定程度的萎缩，其颅内压增高没有年轻人明显，以及老年人反应迟钝，对疼痛不敏感等有关。另外，如果蛛网膜下腔出血量少，症状多轻或不典型，甚至只有轻微的头痛等，对于这些患者，要细心观察，多加注意。蛛网膜下腔出血具有易复发性，再次出血多在第1次出血后1个月内，再次复发出血时病情多较严重，病死率可高达40%，所以临床上要特别注意防止再出血。

30 中风常用的辅助检查有哪些?

咨询: 我今年 60 岁，最近一段时间总感觉头晕头沉，左侧上肢麻木不舒服，我怀疑是得了中风，准备到医院检查头颅 CT，医生说不仅要检查头颅 CT，还需要检查血糖、血脂、心电图，我担心那样是不是过度检查，请问中风常用的辅助检查有哪些?

解答: 医生说得没错，对中风患者来讲，为了查清病情，不仅要检查头颅 CT，还需要检查血糖、血脂、心电图等。在中风急性期，为了帮助诊断与鉴别诊断，了解病情及其发展趋势，常需及时做一些必要的辅助检查。中风常用的辅助检查有头颅 CT 检查、磁共振检查、血脂和血糖检测、血常规检查、尿分析检查、血液流变学检查、腰穿刺检查等。

（1）头颅 CT 检查：头颅 CT 检查在中风的诊断中占有极其重要的地位，是现今诊断中风最常用的检查。CT 检查图像清晰，诊断迅速，定位准确，可对中风患者做出定性（即是缺血性中风，还是出血性中风）、定量（即出血量的多少，梗死范围的大小）和定位诊断，从而为制定治疗方案，观察疗效及估价预后提供直观证据。从理论上讲，头颅 CT 检查对出血性中风的诊断率应接近 100%，对缺血性中风的诊断率也应在 80% 以上，不过由于迟发性神经元死亡及细胞凋死等病理变化的原因，缺血性中风常常在发病 1~2 天后才能显示清楚。

（2）磁共振检查：磁共振是继 CT 之后最先进的影像技术。磁共振不用 X 线，无辐射对人体的损伤，也能检测脑部的病损，如脑梗死、脑出血等，且对诊断缺血性中风较 CT 敏感，有助于中风急性发作时快速鉴别脑梗死和脑出血，临床中可根据中风患者的具体情况，有选择地应用 CT 或磁共振检查。

（3）血脂和血糖检测：近年来，临床医生越来越注意到高脂血症和高血糖是影响中风患者（特别是缺血性中风）预后的一个非常重要的因素，注意血脂和血糖的变化，及时进行对症处理，是中风治疗中应当给予特别重视的一个问题。即使以往没有高脂血症和糖尿病史的中风患者，也应注意监测血脂和血糖的变化。

（4）血常规检查：血常规是临床最基本的检查项目，在缺血性中风中白细胞多数正常，出血性中风中由于红细胞的刺激，白细胞可略高。如果白细胞明显升高或继续升高，中性粒细胞增多，则表明有感染存在，甚至不是中风而是颅内炎症性病变。中风患者的红细胞、血红蛋白、血小板等一般均正常，如有明显异常，应考虑其他疾病存在。

（5）尿分析检查：尿分析检查也是临床最基本的检查项目，对于中风患者来说，检测尿常规可了解肾脏实质有无损害，是否合并有泌尿系感染等。同时通过尿糖、尿酮体的检查等，可了解患者有无糖尿病，特别是对昏迷患者，还可用以除外糖尿病酮症昏迷。

（6）血液流变学检查：血液流变学的改变与中风的发生、预后都有密切的关系。比如大部分脑梗死患者的全血黏度、血浆黏度、血细胞比容、纤维蛋白原和血小板聚集率都有不同程度的增加，70% 的中风患者血液流变学指标明显异常，并随治疗和病情的好转而逐渐改善或正常。血液流变学指标可以为中风的治疗和预后提供信息，中风患者定期检查血液流变学指标是必要的。

（7）腰穿刺检查：腰穿刺检查是通过腰椎间隙穿刺测定颅内压，并取出脑脊液进行检查以分析病情的一种方法。尽管随着近年来CT、磁共振检查的普及，腰穿刺检查已不再成为中风的常规检查手段，不过在某些情况下，如与某些疾病的鉴别诊断上，腰穿刺脑脊液检查还是十分必要的。

除上述检查外，脑血流图、脑电图、数字减影血管造影、经颅多普勒等检查对中风患者的诊断也都有不同程度的参考价值，同时中风患者还应检查胸部X线摄片、心电图、肾功能等。

31 CT及磁共振检查对中风的诊断有何价值?

咨询：我今年67岁，平时身体很好，今天早晨突然感觉头晕头沉，舌根发硬，说话也不清楚了，到社区卫生服务中心咨询，医生说是得了中风，建议我到市医院检查头颅CT或头颅磁共振，我想了解一下CT及磁共振检查对中风的诊断有何价值?

解答：这里首先告诉您，头颅CT及头颅磁共振检查是诊断中风的可靠手段。CT是20世纪70年代X线诊断技术突破性发展的一项新进展。CT检查在中风的诊断中占有极其重要的地位，它利用多个X线球管排列成圆圈状，在同一时间内，用X线拍摄不同部位的头颅图像，然后经电子计算机处理，成为一幅幅头颅断层图像，由医生来观察和确定颅内的病变。CT检查方便、无创伤、无痛苦、无危险、图像清晰、灵敏度比普通X线摄片高100倍，且诊断迅速、定位准确，对中风的诊断、鉴别诊断、疗效观察及预后判断等，均可提供较为准确的客观依据，现已成为中风患者不可缺少的重要检查手段。

脑出血在CT片子上可见一团高密度的病灶，位置很明确。在脑梗死或脑栓塞时，CT片子上看到的和出血恰恰相反，其特征是梗死血管供应区出现低密度病灶。对于蛛网膜下腔出血，CT可显示血液流入蛛网膜下腔、脑实质内与脑室的情况，还可发现梗阻性脑积水、血管痉挛引起脑梗死等并发症，蛛网膜下腔出血在CT片子上往往在颅底部分或脑沟部分有高密度病灶。对于脑缺血范围小而又没有临床症状的腔隙性脑梗死，通过CT检查也可发现其病变灶，为早期有针对性地治疗提供可靠依据。

磁共振简称MRI，是继CT之后最先进的影像技术。磁共振主要靠质子成像，是一种生物磁自旋成像技术，磁共振不用X线，无辐射对人体的损伤，也能检测脑部的病损，如脑梗死、脑出血等，是近年来迅速发展起来的一项新技术。磁共振对脑梗死水肿的改变较CT敏感，在起病1小时就可显示皮质表面和后颅凹的梗死，起病6小时后的梗死几乎都能被磁共振显示。对脑干内小的血肿或血块已变为和脑组织等密度时，磁共振的诊断比CT可靠。同时磁共振的分辨率高于CT，能显示直径在2毫米以下的病灶。另外因骨性结构的影响CT难以显示后颅凹的病变，尤其是脑干，而磁共振能清楚显示脑干的结构，弥补了 CT 的不足。对于脑动脉瘤和血管畸形，磁共振的诊断准确性也高于 CT。CT、磁共振在中风的诊断中各有其优点和缺点，临床中可根据具体情况选择应用。

32 中风患者为什么要常规检查心电图？

咨询：我患中风已 3 年，在服药治疗的同时，一直坚持康复锻炼，并定期到医院复查，每次到医院就诊，医生都交代定期检查头颅 CT、血脂血糖、心电图等，查头颅 CT、血脂血糖我理解，让查心电图就不明白了，我想知道**中风患者为什么要常规检查心电图？**

解答：的确，中风患者不仅要定期检查头颅 CT、血脂血糖，还要检查心电图等。在心动周期中，心脏每次机械性收缩之前，必先产生电激动，电流传布全身，各处产生不同的电位。因电流强弱与方向不断变动，身体各处电位也不断变动，通过心电图机把这种变动着的电位连续描记成的曲线，就是心电图。心电图是用于检查心脏功能和了解有无心血管疾病的重要手段，也是临床最常用的检查项目，当然也是诊断中风时应当注意检查的。那么，中风患者为什么要常规检查心电图呢？

我们知道，中风与冠心病都是在动脉硬化的基础上产生的，在临床中经常见到中风与冠心病同时或先后发病，有相当一部分中风患者伴有不同程度的心功能障碍。因此，中风患者应及时检查心电图，甚至需要进行动态心电图观察，以了解其心脏情况，看其是否同时伴有心脏疾病，及时发现心脏的变化。

中风伴发心脏病变者相当多见。有统计显示，约有20%~25%的中风患者出现心肌梗死、冠状动脉供血不足、心律失常及心力衰竭等改变，有冠心病的患者突然发生缺血性中风的机会比无冠心病者多5倍，冠心病合并中风者约占10%~30%。也有人观察816例中风患者，常规心电图检查异常者占78.4%，经动态心电图观察，异常率达90.2%。在中风伴发心脏病变者中，由于中风的临床症状多重且突出，容易发现和重视，不易漏诊，而心肌供血障碍却常易被忽视。因此，把心电图列为中风患者的常规检查项目，并在患病过程中经常复查，有其重要的意义。

33 什么是中风后遗症？常见的中风后遗症有哪些？

咨询：我今年61岁，3天前突然出现左下肢麻木无力、活动不便，随即到中医院就诊，经检查诊断为脑梗死，正在住院治疗，医生说这种病中医叫中风，若不积极治疗容易遗留后遗症，我要咨询的是什么是中风后遗症？常见的中风后遗症有哪些？

解答：医生说得没错，中风若不积极治疗，很容易遗留后遗症。根据中风的病情及病程的长短，通常将中风分为急性期、恢复期和后遗症期三期。发病后 2 周以内或 1 个月以内（病重者）属急性期，发病后 2 周或 1 个月至半年为恢复期，发病半年以上者为后遗症期。所谓中风后遗症，就是指中风患者经治疗恢复期已过，半年后仍遗留的症状。中风患者一部分是能够完全康复的，但也有一部分患者不可避免地遗留有后遗症。中风后遗症是中风患者致残的重要原因之一，临床中应给予高度的重视。最常见的中风后遗症有偏瘫、失语、口眼㖞斜和智力障碍。

（1）偏瘫：偏瘫是最常见的中风后遗症，它是指一侧肢体肌力减退、活动不便或完全不能活动。偏瘫患者常伴有同侧肢体的感觉障碍，如冷热不知、疼痛不觉等，有时还可伴有同侧的视野缺损（偏盲），表现为平视前方时看不到瘫痪侧的物品或来人，一定要将头转向瘫痪侧才能看到。以上一侧肢体活动障碍、一侧肢体感觉障碍以及一侧视力障碍总称为“三偏”。

（2）失语：失语也是中风的主要后遗症，主要表现为说不出话、语言不利，失语有不同的类型。其中运动性失语表现为患者能听懂别人的话语，但不能表达自己的意思，只能说一些简单而不连贯的单字，别人无法理解。感觉性失语则无语言表达障碍，但听不懂别人的话，也听不懂自己所说的话，表现为答非所问，自说自话。若同一患者存在上述两种情况，则称为混合性失语。命名性失语则表现为看到一件物品，能说出它的用途，但却叫不出名称。

（3）口眼㖞斜：口眼㖞斜也是中风常见的后遗症之一，主要表现为鼻唇沟变浅、口角下垂以及露齿、吹哨、鼓颊等动作不能，并常伴有伸舌时舌尖偏歪、伸舌受限甚至不能伸舌。

（4）智力障碍：较大范围或复发多次的中风，可遗留有智力障碍之后遗症，表现为记忆力和计算力下降、反应迟钝、不能看书写字，最后发展为痴呆，甚至连吃饭、大小便都不能自理。还有的患者会出现胡言乱语、抑郁狂躁、哭笑无常等精神障碍。

34 如何正确诊断短暂性脑缺血发作？

咨询：我今年54岁，今天上午突然头晕、视物不清，持续大约10分钟才缓解，到医院检测血压正常，检查头颅CT也没发现异常，医生说是短暂性脑缺血发作，建议住院观察，听说诊断短暂性脑缺血发作是有依据的，我想知道如何正确诊断短暂性脑缺血发作？

解答：诊断短暂性脑缺血发作确实是有依据的，只有掌握诊断依据，才能做出正确的诊断，避免出现误诊误治。短暂性脑缺血发作也叫一过性脑缺血发作、小中风，它的特征是出现短暂性、缺血性、局灶性脑功能障碍。短暂性脑缺血发作在临床中相当常见，应将以下几点为依据进行诊断。

（1）多有高血压和（或）脑动脉硬化病史，或有颈椎病、糖尿病、心脏病、高脂血症等。

（2）具有起病的急剧性，常突然起病，数秒钟或数分钟内症状达高峰。

（3）病程具有一过性，每次发作持续时间通常为数分钟至数小时，最长不超过24小时。

（4）发作的反复性，少者发作1~2次，多至数十次或数百次，可自行缓解。

（5）症状的刻板性和可逆性，每次发作的症状、体征基本相同，且在24小时内完全恢复。

（6）无颅内压增高征，多无意识障碍。

（7）头颅CT、磁共振检查正常，或提示有腔隙性梗死。

（8）若为颈内动脉系统的短暂性脑缺血发作，表现为偏瘫、偏身感觉障碍、偏盲、失语或伴有精神症状等；若为椎-基底动脉系统的短暂性脑缺血发作，则表现为眩晕、吞咽困难、交叉性瘫或交叉性感觉障碍、共济失调等。

35 如何正确诊断脑血栓？

咨询： 我今年64岁，今天早晨起床后突然发现右下肢麻木无力、活动不便，同时还有口眼㖞斜，以为是得了脑血栓，可家人说诊断脑血栓是有标准的，需要带我到医院进一步检查头颅CT、血脂、血糖，并及时住院治疗，我要问的是如何正确诊断脑血栓？

解答： 诊断脑血栓是有其标准的，单凭症状体征是不能确诊脑血栓的。脑血栓也称脑血栓形成，是中风中最常见的一个类型，约占全部中风的半数以上。脑血栓的发生是由于脑血管堵塞，导致局部脑组织缺血、软化、坏死等病理改变，从而产生一系列的神经功能障碍的症状，如失语、偏瘫、感觉障碍等。脑血栓的诊断要点如下。

（1）病前常有高血压、脑动脉硬化、糖尿病、高脂血症、脑动脉炎、脱水等病史。

（2）多数有短暂性脑缺血发作史。

（3）常于安静状态下发病，特别是多在早晨起床或午睡起床时发现，如口眼㖞斜、半身不遂等，大多数患者发病时无明显头痛和呕吐。

（4）发病相对缓慢，常呈进行性发展，1~3 天达高峰，意识清楚或有轻度障碍。也可表现为突然完全性卒中。

（5）无脑膜刺激征，腰穿刺检查颅压不高，脑脊液内容物正常。

（6）头颅 CT、磁共振检查可发现脑梗死的部位。

（7）局灶体征明显，由于受累的血管不同而体征各异，可有颈内动脉系统和（或）椎 - 基底动脉系统的症状和体征。以偏瘫、偏身感觉障碍或失语为主要症状者，属颈内动脉系统血栓形成；以眩晕、恶心呕吐、吞咽困难、交叉性瘫及共济失调为主要症状者，则为椎 - 基底动脉系统血栓形成。

36 如何正确诊断脑栓塞？

咨询： 我母亲今年 59 岁，是风湿性心脏病老病号，前天因突发右上肢麻木无力、语言不利住院了，经检查头颅 CT、心电图等，医生说是缺血性中风中的脑栓塞，我知道诊断脑栓塞是有依据的，想了解一下这方面的知识，请您给我讲一讲如何正确诊断脑栓塞？

解答：脑栓塞是由来自身体各部分的栓子，如凝血块、动脉粥样硬化斑脱落的碎斑块、脂肪组织以及气泡等，经颈动脉或椎动脉进入颅内，阻塞脑部血管，造成血流中断，引起的一种急性局部脑组织缺血、缺氧甚至软化、坏死，脑细胞功能障碍的脑血管病。对于脑栓塞，可根据以下几点进行诊断，不过应特别注意栓子来源的原发病。

（1）有栓子来源的原发病，如风湿性心脏病、心房纤颤、亚急性细菌性心内膜炎，以及急性心肌梗死、静脉炎等病史。

（2）起病急骤，发病前多无前驱症状，症状于几秒或几分钟达到高峰，通常在活动中或变换体位时突然发生。

（3）全脑症状较轻，一般神志清楚或有短暂性意识障碍，多无明显头痛、呕吐及生命体征变化。

（4）局灶体征明显，多表现为颈内动脉系统受累症状（尤以大脑中动脉受累最多），椎－基底动脉栓塞少见。栓塞后出现的体征视不同动脉受累症状各异。以偏瘫、偏身感觉障碍及失语等为主要症状者，为颈内动脉系统栓塞；以头晕、恶心呕吐、交叉性瘫或交叉性感觉障碍等为主要症状者，为椎－基底动脉系统栓塞。

（5）可伴有其他器官发生栓塞的症状，如肾动脉、视网膜动脉栓塞等。

（6）脑脊液透明，内不含血。

（7）头颅 CT、磁共振检查有助于诊断。

37 如何正确诊断腔隙性脑梗死？

咨询： 我今年 66 岁，最近总感觉头晕、右上肢麻木不舒服，医生说这种情况多数是脑梗死，可能是腔隙性脑梗死，我知道正确诊断疾病是恰当治疗疾病、取得好的疗效的前提，诊断腔隙性脑梗死是有依据的，我要问的是如何正确诊断腔隙性脑梗死？

解答： 腔隙性脑梗死是在高血压、脑动脉硬化的基础上，脑深部的微小动脉发生闭塞，引起的脑组织缺血性软化病变。自 CT、磁共振应用于临床以来，腔隙性脑梗死的报告渐多。腔隙性脑梗死是脑梗死的一种特殊类型，其诊断要点如下。

（1）有长期高血压、脑动脉硬化、心脏病、糖尿病等病史，多在 50 岁以后发病。

（2）起病缓慢，症状在数小时或数天达高峰。

（3）临床症状轻，多无头痛、呕吐及意识障碍。

（4）神经系统体征较局限、单纯，如纯运动性偏瘫，纯感觉性卒中，共济失调性轻偏瘫，手笨拙综合征等。

（5）脑脊液、脑血管造影无异常。

（6）头颅 CT、磁共振检查可发现腔隙性脑梗死的部位。

38 如何正确诊断脑出血？

咨询： 我父亲今年63岁，生活在农村，平时并没有什么不舒服，自认为身体很好，今天上午在田间劳动时，突然昏倒、不省人事，邻居怀疑是中暑了，急诊到医院检查后医生说是脑出血，我知道脑出血病情很严重，又担心误诊了，请问如何正确诊断脑出血？

解答： 这里首先告诉您，诊断疾病是有根据的，医生说您父亲是脑出血，肯定有其依据。脑出血又称出血性脑卒中、脑溢血，是指原发于脑实质的非创伤性的血管破裂、血液溢出，是出血性中风中最常见者。脑出血通常较脑梗死病情重，病死率高，常有意识障碍，其诊断要点如下。

（1）常有高血压和（或）脑动脉硬化病史，并常有脑出血的家族史；也可由颅内动脉瘤、动静脉畸形引起（病前常有头痛、癫痫发作、脑神经麻痹、颅内血管杂音等病史）；在有出血性疾病或服抗凝剂者中也常有发生。

（2）多在动态或用力状态下发病（如体力劳动、情绪波动、用力排便、性交等），发病时血压多高。

（3）起病较急，病情进展迅速，数分钟至数小时达高峰。

（4）全脑症状明显，下丘脑损害症状重。起病后患者多有头痛、恶心、呕吐、意识障碍出现早且明显、血压高、脉搏慢、呼吸深慢、鼾声大作、视网膜出血或视乳头水肿、大汗、呕吐咖啡色胃内容物、小便失禁或潴留、血常规白细胞增多、血糖升高、心电图异常等。

（5）可有脑膜刺激征，腰穿刺脑脊液压力增高，80% 的患者脑脊液中混有血液，50% 的患者脑脊液呈血性外观。

（6）头颅 CT、磁共振检查可发现出血的部位。

（7）定位体征，如运动、感觉障碍、精神症状、视野改变等，视出血的部位不同症状体征也不同。

39 如何正确诊断蛛网膜下腔出血？

咨询：我表哥今年 38 岁，平时身体很好，没得过什么大病，昨天下午突然剧烈头痛、恶心呕吐，经检查诊断为蛛网膜下腔出血，医生说蛛网膜下腔出血好发于 30~40 岁的成年人，发病较急，诊断有其要点，我要问的是如何正确诊断蛛网膜下腔出血？

解答：医生说得没错，蛛网膜下腔出血好发于 30~40 岁的成年人，发病较急，诊断也是有其要点的。蛛网膜下腔出血是出血性中风中的一种独立的疾病，系指颅内血管破裂后，血液流入蛛网膜下腔的一种临床综合征。蛛网膜下腔出血的诊断要点如下。

（1）有反复头痛史，常有颅风动脉瘤、脑血管畸形或脑动脉硬化。

（2）发病急骤，可有或无诱发因素。

（3）剧烈头痛常为首发症状，多伴有恶心呕吐。

（4）意识清楚或有不同程度的意识障碍，可伴有精神症状，如躁动、谵妄、幻觉等。

（5）多有脑膜刺激征，腰穿刺脑脊液呈均匀一致的血性，颅压增高。

（6）一侧动眼神经麻痹。玻璃体膜下出血是蛛网膜下腔出血的重要特征之一。

（7）多无定位体征，若合并有肢体瘫痪等局灶体征，应考虑合并蛛网膜下腔血肿或脑内血肿、脑血管痉挛、脑血栓，或为继发性蛛网膜下腔出血。

（8）头颅 CT、磁共振检查可帮助诊断。

（9）脑血管造影可显示动脉瘤或血管畸形，确定病因。

40 什么是“双重中风”？为什么说“双重中风”莫忽视？

咨询：我今年 67 岁，患中风已半年，现正在家中进行调养康复，自从患中风后，我比较关注有关中风的防治知识，从报纸上看到说不要忽视“双重中风”，我想了解一下什么是“双重中风”？为什么说“双重中风”莫忽视？

解答：所谓“双重中风”，是指缺血性中风和出血性中风在一个患者身上同时存在的混合性中风。中风是以发病率高、病死率高、复发率高、致残率高以及并发症多为特点的临床常见病，其病死率在我国仅次于恶性肿瘤位居第二位，由中风引起的智能障碍、语言障碍、肢体功能障碍等后遗症给家庭和社会带来了沉重的负担，是严重威胁中老年人健康和生命的常见病。一说到中风，人们都知道包括缺血性中风和出血性中风两大类，至于缺血性中风和出血性中风在一个患者身上同时存在的“双重中风”，人们了解得较少，甚至有人认为二者不会在一个人身上同时存在。近年来，随着CT、磁共振等检查手段的普遍应用，对缺血性中风和出血性中风的病变能够清楚诊断和鉴别，从而发现“双重中风”并不少见，所以不能忽视“双重中风”。

“双重中风”在临床表现上具有以下特点：①多发生于老年人，60岁以上者约占半数。② 3/4的患者有高血压及脑动脉硬化病史，且发病之初有血压增高的征象。③多数患者在活动状态下发病，安静时发病者较少。④患者可出现偏瘫和意识障碍，但一般都比较轻微。⑤脑膜刺激征轻微，脑脊液改变很少见。⑥头颅CT、磁共振检查可见出血病变与梗死病变共存，但直径多不超过2厘米。

由于“双重中风”出血与缺血并存，治疗时一定要慎重，既不能过多地应用降压止血药，也不能过早地用扩张血管药和抗凝药，而应当两者兼顾。一般来说，“双重中风”应采取以下治疗措施，并随病情的变化及时进行调整。①中性治疗，既不用止血药，也不用扩张血管药。②应用细胞活化剂，促进脑细胞功能的恢复。③根据病情可选用脱水剂，以降低颅内压，改善脑水肿。④当血肿吸收后进入恢复期，可按照脑梗死治疗，但一般不用抗凝剂。⑤中医治疗应以辨证论治为原则，不过宜谨慎使用活血化瘀药。

41 怎样预防中风？

咨询：我姐姐患中风已 5 年，现在是天天吃药，还时不时住院，连生活都不能自理，我知道中风是严重威胁中老年人健康和生命的常见病，我今年 57 岁，很担心自己也会得中风，准备采取一些预防措施，但不清楚怎样预防中风，麻烦您给我讲一讲怎样预防中风？

解答：的确，中风是严重威胁中老年人健康和生命的常见病，其病死率和病后致残率都很高，给家庭和社会带来了沉重的负担，中风重在预防。随着我国人民生活水平的提高，人均寿命的相对延长，中风的发病率呈逐渐上升的趋势。因此，制定和推广有效的预防措施以减少中风的发生，对保护人民健康，促进经济建设有重要意义。

预防中风的重要性越来越引起医学界的重视，医学家们正从各个方面探索中风的预防措施，从目前的医学水平来看，中风是完全可以预防的，现有的诸多预防中风的措施也是切实可行的。

预防为主是我国卫生工作的总方针，有远见的医生应该注重疾病的预防，应普及中风的防治知识，让广大人民群众知道预防中风的重要性和可行性。根据中风的发病规律、特点、先兆、实验室检查可以预测中风。例如种种中风先兆信号出现后，立即采取防治措施，能避免或减少中风的发生；又如糖尿病患者平时要重视血糖、血脂、血黏度的控制，经常用些活血化瘀的药物，能降低血液的“黏、稠、浓、聚”，达到预防中风的目的。以上这些都说明中风是可以预防的。当然中风的发病因素有很多，有内在的、遗传的，特别是外界的因素等，所以预防中风的措施必须是综合性的，而且要认真对待，处理得法，不可忽视。

要预防中风的发生，首先要了解哪些人是属于易中风患者，如果年龄在 40 岁以上又具备中风的某些易患因素，应定期检查身体并积极采取以下预防措施，以预防减少中风的发生。

（1）高血压是发生中风最危险的因素，也是预防中风的一个中心环节，应有效地控制血压，并长期观察血压情况，以便及时处理。对高血压患者，应该认识到高血压的治疗将是长期的，甚至是终身的，必须坚持长期治疗，以达到降低血压、消除症状、长期巩固的目的。

（2）中风先兆和短暂性脑缺血发作的出现预示着中风发生的高度危险性，积极控制治疗中风先兆和短暂性脑缺血发作是预防中风关键的一个环节。要注意观察，一旦出现中风先兆，尤其是出现短暂性脑缺血发作，就应立即抓紧给以系统治疗，只有这样才能避免或推迟发生完全性中风。

（3）诱发中风的因素有很多，如情绪波动、过度疲劳、用力过猛、用脑不当、气候突变等，这些因素在人们的日常生活中每时每刻都可以存在，合理安排日常生活，注意自我调理，采取各种防范措施，消除或避免这些因素对机体的影响，可预防、减少中风的发生。

（4）中风的病因复杂多样，其中易于引发中风的疾病就有很多，除高血压外，常见的还有脑动脉硬化、糖尿病、冠心病、高脂血症、肥胖症等，及时治疗可能引起中风的这些疾病，是预防中风发生的重要措施。对于上述疾病患者，一定要进行系统正规的治疗。

42 为什么说防治高血压是预防中风的关键？

咨询：我今年 44 岁，身体偏于肥胖，前天单位健康体检，发现血压较高，医生说防治高血压是预防中风的关键，像我这种情况应当注意了，稍不留神就会得中风，我知道中风的严重性，很是担心，我要问的是**为什么说防治高血压是预防中风的关键？**

解答：确实像医生说的那样，防治高血压是预防中风的关键，您血压较高，应当注意了，一定要控制血压，稍不留神就会得中风。

中风的危险因素尽管很多，但导致中风最重要的、可改变的危险因素主要是高血压。高血压是中风的潜在危险因素，中风是高血压的主要并发症，二者有极其密切的关系。国内外许多抗高血压随机临床试验证实，降低高血压患者的血压水平，可以显著降低中风的发病危险，早期、持续、有效地控制高血压是预防中风的关键所在。

尽管我国在 20 世纪 50 年代就发出了“让高血压低头”的号召，但高血压流行病学统计表明，其发病率并没有得到有效控制，目前我国高血压仍呈现出发病率高、致残率高、病死率高的“三高”现象。根据上海高血压研究所提供的资料显示，从高血压至中风平均病程为15年左右，但也有不少高血压患者虽然病程已达20~30年，甚至更长的时间，但并不一定并发中风，这是长期治疗控制高血压的结果，把高血压控制在安全的范围内，不仅可减少因高血压所致的心血管损害，并且能明显减少发生中风的危险性。有人对长期坚持正规治疗高血压与断断续续治疗高血压的两组患者分别作了随访，结果表明，长期正规治疗的高血压患者不但发生中风的机会明显减少，而且存活时间明显较长。断断续续治疗或不治疗者不但中风的发生率高，其病死率也高。由此可见，长期有效地防治高血压是预防中风的重要措施。

我们希望对于已确诊为高血压的患者，应该认识到高血压的治疗将是长期的，甚至是终身的。因此，必须坚持长期治疗，以达到降低控制血压、消除自觉症状、减少中风等并发症发生的目的。

43 为什么说防治动脉硬化也是预防中风的关键所在?

咨询：我父亲今年67岁，是高血压“老病号”，前天因突发中风住院了，我知道高血压容易引发中风，防治高血压是预防中风的关键，刚才从网上看到防治动脉硬化也是预防中风的关键所在，我就弄不明白了，请问**为什么说防治动脉硬化也是预防中风的关键所在?**

解答：动脉硬化是中老年人普遍存在的病理现象，脑动脉硬化是全身动脉硬化的一部分，除高血压外，动脉硬化是中风发生和发展的主要病理基础。一般认为，高脂血症和动脉硬化是一对患难兄弟，高脂血症是动脉硬化的基础，因此，积极治疗高脂血症，采取有效的措施阻止动脉硬化的形成和发展，也是预防中风的关键所在。

多年来，医学界一直在研究如何降低血液中的胆固醇等脂类物质的含量来防治动脉硬化，但对血脂过高者目前仍没有特效方法，一般提倡综合调治，包括饮食调理、运动锻炼以及药物治疗等。例如吃足够的维生素和适宜的含较多不饱和脂肪酸的植物油以及新鲜水果、蔬菜等可降低胆固醇，体育锻炼可降低三酰甘油等。必要时可服用月见草油胶丸、血脂平等，但不要过多重复地使用。

脑动脉硬化是全身动脉硬化的一部分，因此在防治措施方面要顾及整体状况。由于动脉硬化为缓慢隐匿地发展，可以长期无明显的症状，所以常不引起人们的注意。有资料表明，动脉硬化在儿童时期就已开始，20 岁左右的人即可开始有脑动脉弹性逐渐减退的趋势，40 岁以后逐渐明显，50 岁以后便出现了症状。为此，预防动脉硬化应从儿童及青年时期开始，如从小养成合理的饮食习惯和健康的生活方式，加强体育锻炼、不吸烟、不饮酒、防止肥胖等，对治疗高脂血症，预防动脉硬化是很有益处的。

有的中老年人在出现了脑动脉硬化后才开始采取防治措施。从动物实验及人类观察中发现，已形成动脉硬化的动脉，附在动脉壁上的斑块仍可以消除，对处于脑动脉硬化早期的人，积极进行预防和治疗，可阻止动脉硬化的进一步发展和恶化，防治动脉硬化可以明显减少发生中风的危险性。

44 为什么说重视中风先兆的防治是预防中风的重要措施？

咨询：我哥哥今年64岁，1周前突发中风，正在中医院住院治疗，我知道中风的严重性，也明白中风重在预防，听医生说重视中风先兆的防治是预防中风的重要措施，想进一步了解一下，请您给我讲一讲**为什么说重视中风先兆的防治是预防中风的重要措施？**

解答：中风的发生，其势迅猛异常，猝不及防，但无论如何，在发病前往往也有很多先兆征象，有一些报警信号，大多数中风患者发病前或多或少的出现近期先兆症状。明代医学家张三锡说："中风症必有先兆，中年人但觉大拇指作麻木或不仁，或手足少力，或肌肉微掣，三年内必有暴病。"李用粹也说："平人手指麻木，不时眩晕，乃中风之兆，须预防之。"中风先兆反复发作常是发生完全性中风的报警信号，中风先兆的出现常预示发生完全性中风的高度危险性，重视中风先兆的防治是预防中风的重要措施。

中风先兆是预报完全性中风最明确的信号，如果抓住了这个关键，及时给予治疗，完全性中风的发生就可以避免或推迟。注意观察，留心先兆，采取相应的措施进行防治，是减少中风发生的重要一环。中风先兆由于具有发作突然、消失快、恢复后不留后遗症等特点，很容易使人思想上产生麻痹而不加以防范，以至反复发作，最终发生完全性中风。有些人出现中风先兆后，思想上正确对待，积极采取防治措施，这样的患者即使以后发生中风，时间也会向后推迟，病情也会轻些。因此，我们要善于从细微变化的信号中寻找发病的蛛丝马迹，中风先兆一旦发生就应抓住不放，除了控制病情外，还要预防再发，长期采取预防性措施，这样可使大批中风先兆患者避免发生完全性中风的恶果。

要治疗中风先兆，预防完全性中风的发生，首先要积极治疗高血压、高脂血症、糖尿病、心脏病等引起中风的危险因素，注意慎起居、节饮食、调畅情志，戒除吸烟饮酒等不良嗜好，适当减肥并参加体育锻炼，在此基础上运用药物、针灸等多种手段进行调理。

45 怎样防止中风复发?

咨询：我今年 68 岁，患有高血压、糖尿病，一直坚持服药治疗，血压、血糖控制的都比较满意，可 1 个月前还是发生中风了，现在是天天吃药，听说一旦得了中风很容易复发，复发一次病情加重一次，我真不放心，担心病情复发，我要问的是怎样防止中风复发?

解答：明代名医秦景明在《症因脉治・内伤中风证》中说："中风之证……一年半载，又复举发，三四发作，其病渐重。"

沈金鳌在《杂病源流犀烛·中风源流》中也说："若风病即愈，而根株未能悬拔，隔一二年或数年必再发，发则必加重，或至丧命，故平时宜预防之，第一防劳累暴怒郁结，调气血，养精神又常服药以维持之，庶乎可安。"中风的一个重要特点就是容易复发。综合有关资料，中风的复发率在25%左右，复发一次，神经系统的功能损害就加重一次，一般的规律是一次比一次重，间隔时间越来越短。随着复发次数的增多，中风的病死率和致残率也显著增加，轻微中风再发，可能就会留下严重的后遗症，第三次再发的病死率在50%以上。

预防中风复发，需要采取综合性的措施，患者本人的努力是很重要的，通常应从以下几个方面引起注意。

（1）认真听从医嘱，继续治疗原发病，这是防止中风再发的关键，也是治本之策。如果有高血压，必须坚持长期合理地应用降压药物，经常测量血压，以保持血压的正常和稳定；对于糖尿病患者，则应注意饮食调理，按时服用降糖药物，将血糖控制在合理的水平；对于脑动脉硬化、心脏病等基础性疾病，也应积极进行治疗。同时还应根据中风患者的具体情况，选用改善微循环、改善脑细胞功能、促进各种功能恢复的药物，以控制病情，促进机体康复，预防中风再发。

（2）一旦发生过一次中风，复发就是一个很大的顾虑，中风患者较常人更易出现不稳定的情绪和急躁、厌世的心理，对生活失去信心，不利于疾病的治疗和康复，也容易致使中风复发。所以应耐心细致地做好中风患者的思想工作，采取综合性的措施，调畅患者的情志，使患者保持健康的心态和良好的情绪，树立坚强的信心，相信自己一定能够战胜疾病。要合理安排工作和生活，注意饮食调理，克服不良的嗜好、习惯，消除诸如用力过猛、劳累过度等诱发中风的因素。

（3）要定期检查身体，重点是血压、血脂、血糖、眼底以及心脏功能等，必要时可做头颅CT、经颅多普勒等检查，以了解微循环情况及脑部功能，及时控制过高的血压，纠正心脏的异常变化，改善微循环和脑细胞功能，以防患于未然。如发生肢体麻木、运动失灵或无力，以及复视、持续性头痛、头晕、血压波动大、精神异常等变化，应及时到医院诊治，切勿拖延时间。

（4）生活方面尽可能使患者从事一些力所能及的工作，加强日常生活锻炼，以使早日自理生活。要坚持运动锻炼，以增强体质，改善自觉症状，促进肢体功能的进一步恢复，提高机体抗病能力。

（5）在中风患者在家康复中，患者家属要了解一些护理常识，懂得如何用药，科学地协助患者做好中风的康复治疗。要创造良好的居住环境，使患者保持良好的情绪和愉快的心情，以利于调整和改善机体的各种功能，防止或减少中风的复发。

第二章
中医治疗中风

提起中医，大家会想到阴阳、五行、舌苔、脉象等，认为中医知识深奥难懂，对疾病的认识与西医不同。本章采取通俗易懂的语言，讲解了中医是怎样认识中风的、中风的中医分型，以及中医治疗中风常用的方药、方法等，以便让大家了解一些中医防治中风的知识，合理选择中医治疗中风的药物和方法。

01 中医治疗中风的优势在哪里？有什么不足？

咨询：我今年57岁，半月前因突发中风到医院住院，经治疗病已好转并稳定，准备今天出院，听说中医治疗中风方法多、效果好，较西医有一定优势，我准备用中药调理一段时间，请您给我介绍一下中医治疗中风的优势在哪里？有什么不足？

解答：确实像您听说的那样，中医治疗中风方法多、效果好，较西医有一定的优势。中医注重疾病的整体调治、非药物治疗和日常保健，有丰富多彩的治疗调养手段，中医在治疗中风方面的优势主要表现在强调整体观念和辨证论治、具有丰富的调治手段、独具特色的食疗药膳等。

（1）强调整体观念和辨证论治：中医认为人是一个有机的整体，疾病的发生是机体正气与邪气相互作用、失去平衡的结果，中风的发生更是如此，中医治疗中风是在重视整体观的前提下辨证论治。辨证论治是中医的精华所在，同样是中风，由于发病时间、地区以及患者机体的反应性不同，或处于不同的发展阶段，所表现的证不同，因而治法也不一样，所谓“证同治亦同，证异治亦异”，辨证论治使用药更具针对性，有助于提高临床疗效。

（2）丰富的调治手段：中医有丰富多彩的治疗调养手段，

除药物治疗外，还有针灸、按摩、拔罐、熏洗、热熨、敷贴以及饮食调理、情志调节、运动锻炼、起居调摄等调治方法，在重视药物治疗的同时，采取综合性的措施，配合以针灸、按摩、拔罐、熏洗、热熨等调治方法进行治疗调养，以发挥综合治疗的优势，能有效改善或消除中风患者的各种症状，促进各种功能的恢复，减少并发症的发生。

（3）独具特色的食疗药膳：根据“药食同源”之理论选用饮食药膳调治疾病是中医的一大特色，也是中医调治中风的优势之一。很多食物不仅营养丰富，而且具有一定的药用功效，如山药、山楂、芝麻、核桃仁、百合、茯苓等，根据辨证结果的不同选择食用这些食物，既可起到食物的作用，又可发挥药物的功效。选用适宜的食物配合以药物或药食两用之品制成的药膳，具有良好的调和阴阳气血、调整脏腑功能的作用，依据其功效调治中风，其效果显著。

中医治疗中风虽有诸多优势，但也有其不足。中医擅长疾病的康复调养，对处于恢复期、后遗症期的中风患者较西医治疗有较大的优势，但对处于急性期，尤其是危重症患者，其抢救手段较西医明显缺乏。尽管现在有清开灵注射液、安宫牛黄丸等治疗中风用的急救中成药，有针灸之醒脑开窍针法的出现，不过中医擅长慢性病而缺少应对急重症治疗手段的情况并没有明显改观，中风急性期的治疗通常还是以西医为主，中医处于从属的地位。各取其所长，采用中西医结合的方法，是治疗中风最有效的手段，也是其发展趋势。

02 中医是如何认识中风的病因病机的？

咨询：我今年55岁，1周前因突发语言不利、左下肢麻木无力到中医院住院治疗，经检查诊断为急性脑梗死，医生说急性脑梗死属于中医学的中风，我知道中医和西医对疾病有不同的认识，麻烦您给我讲一讲中医是如何认识中风的病因病机的？

解答：中医和西医有着不同的理论体系，中医和西医对疾病确实有不同的认识。中医理论深奥难懂，希望下面所讲的，对您了解中医对中风病因病机的认识有所帮助。

中风是以猝然昏倒，不省人事，伴发口眼㖞斜，语言不利，半身不遂，或无昏倒而突然出现半身不遂为主要症状的一类疾病。中医认为，中风多由平素气血亏虚，与心、肝、肾三脏阴阳失调，加之忧思恼怒，或饮酒饱食，或房室劳累，或外邪侵袭等诱因，以致气血运行受阻，肌肤筋脉失养，或阴亏于下，肝阳暴张，阳化风动，血随气逆，夹痰夹火，横窜经络，蒙蔽清窍而成。

中风的病变部位在脑，其病理形成与心、肝、脾、肾诸脏器有关，机体衰老，脏腑功能衰减，气血阴阳失于平衡是其发病基础。虽然中风的发生在本为阴阳偏胜、气血逆乱，在标为风火相煽、痰浊壅塞、瘀血内阻，形成本虚标实、上盛下虚的证候，主要在于患者平素气血亏虚，心、肝、肾三脏阴阳失调，但积损正衰、劳倦内伤、饮食不节、情志所伤等也起着重要作用。其发病机制归纳起来，不外虚、火、风、痰、气、血六端，其中以肝肾阴虚为其根本，此六端在一定条件下互相影响、相互作用而突然发病。

（1）积损正衰。“年过四十而阴气自半，起居衰矣”。年老体衰，肝肾阴虚，肝阳偏亢；或思虑劳倦，气血亏损，真气耗散，复因将息失宜，致使阴亏于下，肝阳鸱张，阳化风动，气血痰浊上逆，瘀浊上蒙元神，突发本病。正如《景岳全书·非风》中所说：“卒倒多由昏愦，本皆内伤积损而然。”

（2）劳倦内伤。“阳气者，烦劳则张”。烦劳过度，易使阳气升张、引动风阳、内风旋动，则气火俱浮，或兼夹痰浊、瘀血上蒙清窍脉络，而发口眼㖞斜、半身不遂、语言不利诸症状，甚至出现突然仆倒、神昏等。因肝阳暴张，血气上涌骤然中风者，其病情多重。

（3）饮食不节。《临证指南医案·中风》所云：“风木过动，中土受戕，不能御其所胜……饮食变痰……或风阳上僭，痰火阻窍，神识不清。”嗜酒肥甘，饥饱失宜，或形盛气弱，中气亏虚，脾失健运，聚湿生痰，痰郁化热，阻滞经络，蒙蔽清窍。或肝阳素旺，横逆犯脾，脾运失司，内生痰浊；或肝火内炽，炼液成痰，以致肝风夹杂痰火，横窜经络，蒙蔽清窍，突然昏仆，㖞僻不遂。此即《丹溪心法·中风》所谓：“湿土生痰，痰生热，热生风也。”

（4）情志所伤。《素问玄机原病式·火类》中说：“多因喜怒悲恐之五志有所过极而卒中者，由五志过极。皆为热甚故也。”七情失调，肝失条达，气机郁滞，血行不畅，瘀结脑脉；

或暴怒伤肝，肝阳暴张，或心火暴盛，风火相煽，血随气逆，上冲犯脑。凡此种种，均易引起气血逆乱，上扰脑窍而发中风。这当中，尤以暴怒引发本病者最为多见。

（5）气虚邪中。“正气存内，邪不可干”“邪之所凑，其气必虚”。由于年老体衰，气血不足，脉络空虚，风邪乘虚入中经络，气血痹阻，肌肉筋脉失于濡养；或形盛气衰，痰湿素盛，外风引动痰湿，闭阻经络，而致㖞僻不遂。正如《诸病源候论·风偏枯候》所说：“偏枯者，由气血偏虚，则腠理开，受于风湿，风湿客于身半，在分腠之间，使气血凝涩，不能润养，久不瘥，真气去，邪气独留，则成偏枯。”

03 治疗中风的著名方剂有哪些？

咨询：我2周前因突发中风在医院住院，经治疗病已好转并稳定，准备今天出院，为了使中风尽快康复，出院时又加用了中药汤剂，用的是治疗中风的著名方剂补阳还五汤，听说治疗中风的方剂有很多，其中不乏著名者，我想知道**治疗中风的著名方剂有哪些**？

解答：正像您听说的那样，用于治疗中风的方剂确实有很多，这当中最著名的当数解语丹、牵正散、补阳还五汤、镇肝熄风汤、天麻钩藤饮以及星蒌承气汤，下面将其组成、用法、功效、主治、方解等介绍如下。

（1）解语丹（《医学心悟》）

组成：白附子、石菖蒲、远志、天麻、全蝎、羌活、胆南星各 30 克，木香、甘草各 15 克。

用法：上药共为细末，面糊为大丸，每丸重 6 克，每次 1 丸，每日 2 次，薄荷汤送下。也可水煎服，用量按原方比例酌减。

功效：祛风除痰，宣窍通络。

主治：中风后语言不利，舌强言謇，脉弦滑，证属风痰阻络闭窍者。

方解：方中取天麻、全蝎、白附子以平肝息风、除痰通络；胆南星豁痰宁心；远志、石菖蒲、木香宣窍行气通络；羌活祛风，甘草调和诸药。上药合而用之，风痰除，络道通，窍闭开，则语言自利。

按语：本方以语言不利，舌强言謇，脉弦滑为辨证要点。现在常用本方根据辨证加减治疗中风后语言不利，适用于中医辨证属风痰阻络闭窍之患者。应当注意的是，全蝎、胆南星、白附子均有毒，在作汤剂水煎服时，一定要注意药物的用量不能过大。

（2）牵正散（《杨氏家藏方》）

组成：白附子、僵蚕、全蝎各等份。

用法：上药共研细末，每次 3 克，每日 2 次，热酒送服。也可改作汤剂水煎服，用量按原方酌情增减。

功效：祛风化痰止痉。

主治：中风口眼㖞斜。

方解：方中白附子辛散，祛风化痰，并长于治头面之风；僵蚕、全蝎均能祛风止痉，其中僵蚕并有化痰作用，全蝎善于通络。三药合用，力专效著。更用热酒调服，宣通血脉，并能引药入络，直达病所。

按语：本方以口眼㖞斜为辨证要点。现在常用本方根据辨证加减治疗面神经麻痹、三叉神经痛、中风及其后遗症口眼㖞斜等，用于治疗中风之口眼㖞斜可酌情加蜈蚣、防风、天麻等祛风止痉药以增强疗效。应当注意的是，方中白附子偏于温燥，适宜于风痰属寒性者，如气虚血瘀或肝风内动而引起的口眼㖞斜及半身不遂，非本方所适宜，若要应用，则应注意根据病情加减。另外，白附子、全蝎、蜈蚣有毒，用量宜谨慎。

（3）补阳还五汤（《医林改错》）

组成：黄芪 30 克，当归、赤芍各 6 克，地龙、川芎、红花、桃仁各 3 克。

用法：每日 1 剂，水煎服。

功效：益气，活血，通络。

主治：中风半身不遂，口眼㖞斜，语言謇涩，口角流涎，下肢痿废，小便频数或尿遗不禁，舌苔薄白，脉缓无力。

方解：方中重用黄芪，大补脾胃之元气，使气旺以促血行，祛瘀而不伤正，并助诸药之力，为主药；配以当归活血，有祛瘀而不伤正之妙，为辅药；川芎、赤芍、桃仁、红花助当归活血祛瘀，地龙通经活络，均为佐使药。诸药合用，使气旺血行，瘀祛络通，则诸症状自除。

按语：本方以半身不遂，气虚血瘀，舌淡苔白，脉缓无力为辨证要点。现代常用本方根据辨证加减治疗中风、中风后遗症、面神经麻痹、坐骨神经痛、肾病综合征、糖尿病、脑震荡后遗症、冠心病、颈椎病、头痛失眠、雷诺病等，用于治疗中风及其后遗症，适用于中医辨证属气虚血瘀、络脉痹阻之患者。

药理研究表明，本方具有扩张血管、解除平滑肌痉挛、降低血液黏稠度、抗血栓、降血压、降血脂、抗炎、提高机体免疫功能，以及促进损伤神经元修复等作用。本方活血作用较强，大凡孕妇及有出血倾向者忌服。

（4）镇肝息风汤（《医学衷中参西录》）

组成：怀牛膝、生代赭石各30克，生龙骨、生牡蛎、生龟甲、生白芍、玄参、天冬各15克，川楝子、生麦芽、茵陈各6克，甘草4.5克。

用法：每日1剂，水煎服。

功效：滋阴潜阳，镇肝息风。

主治：肝阳上亢、肝风内动所致的头目眩晕、目胀耳鸣，或脑部热痛、心中烦热、面色如醉、时常噫气，或肢体渐觉不利、口眼㖞斜，甚或眩晕颠仆、昏不知人、移时始醒，或醒后不能复原、脉弦长有力者。

方解：方中重用牛膝引血下行，折其阳亢，并能滋养肝肾，代赭石降气镇逆，并能平肝潜阳，为主药；龙骨、牡蛎潜阳降逆，龟甲、玄参、天冬、白芍以滋养阴液、柔肝息风，共同协助主药以制亢阳，均为辅药；配以茵陈、川楝子、麦芽，协助主药以清泄肝阳之有余，条达肝气之郁滞，以有利于肝阳之平降，甘草调和诸药，麦芽、甘草相配，并能和胃调中，以减少金石药物碍胃之弊，均为佐使药。诸药合用，成为镇肝息风之剂。

按语：本方以头晕目眩，面色如醉，脉弦长有力为辨证要点。现在常用本方根据辨证加减治疗高血压、中风、月经前期紧张证、嗜酪细胞瘤等，用于治疗中风适用于中医辨证属肝肾阴虚型、风阳上扰型及肝阳上亢、脉络不畅型的患者。

（5）天麻钩藤饮（《杂病证治新义》）

组成：天麻、栀子、黄芩、杜仲、益母草、桑寄生、夜交藤、朱茯神各9克，川牛膝、钩藤（后下）各12克，石决明（先煎）18克。

用法：每日1剂，水煎服。

功效：平肝息风，清热安神。

主治：肝阳上亢、肝风内动所致的头痛、眩晕、耳鸣眼花、心烦失眠、肢体震颤，甚或半身不遂、舌质红、脉弦数等。

方解：方中天麻、钩藤、石决明平肝息风；栀子、黄芩清热泻火，制肝热之偏亢；益母草活血利水，川牛膝引血下行，配合杜仲、桑寄生能补益肝肾；夜交藤、茯苓安神定志。诸药相合，益肝肾、平肝风、清内热，为治疗肝肾阴虚、肝阳偏亢之良方。

按语：本方以头痛，眩晕，耳鸣，肢麻震颤，舌质红，脉弦数为辨证要点。现在常用本方根据辨证加减治疗高血压、高血压脑病、中风、神经衰弱、子痫等，用于治疗中风适用于中医辨证属肝肾阴虚型、风阳上扰之患者。现代药理研究证实，本方具有降压和调节中枢神经系统功能的作用，对高血压并发脑血栓有较好的治疗效果。应当注意的是，脾胃虚弱及无热象者慎用。

（6）星蒌承气汤（《中西医结合防治脑血管病》）

组成：胆南星、生大黄、赤芍各10克，全瓜蒌15克，芒硝（另包冲服）5克，丹参、鸡血藤各30克。

用法：每日1剂，水煎服。

功效：化痰通腑。

主治：痰热腑实、风痰上扰所致的半身不遂、口眼㖞斜、语言謇涩或不语、偏身麻木、腹胀、便干、便秘、头晕目眩、咳痰或痰多、舌质暗红或暗淡、苔黄或黄腻、脉弦滑或偏瘫侧脉弦滑而大。

方解：方中取胆南星、全瓜蒌以清化热痰、息风开窍；大黄、芒硝通便泄热、清中泻下；丹参、赤芍、鸡血藤活血化瘀、通经活络。诸药配合，共奏化痰通腑，活血祛瘀，息风开窍之功。

按语：本方以半身不遂，口眼㖞斜，语言謇涩或不语，偏身麻木，便秘，舌苔黄腻，脉弦滑为辨证要点。现在常用本方根据辨证加减治疗中风中经络之痰热腑实、风痰上扰证。应当注意的是，虚寒证患者不宜用。

04 中医通常将急性期中风分为哪两类？常见的证型有哪些？

咨询：我父亲因脑梗死在医院住院，为了提高疗效，今天特请中医院专家会诊，专家说脑梗死属于中医的中风，中医通常将急性期中风分为两大类进行辨证治疗，其效果不错，我要咨询的是**中医通常将急性期中风分为哪两类？**

解答：中医的特色就是整体观念和辨证论治，中医治疗中风是根据不同患者的不同病情，也就是不同的分型来辨证治疗的，的确效果不错。

根据中风病情及病程的长短，中医将中风分为急性期、恢复期和后遗症期三期。在中风急性期，中医学根据其临床证候之轻重不同分为中经络和中脏腑两大类。中经络系中风病之轻症，以半身不遂、口眼㖞斜、语言不利或不语、偏身麻木为主要见症，通常无神志改变；中脏腑系中风之重症，以半身不遂、口眼㖞斜、语言不利或不语、神识恍惚或昏迷为主要见症，常有神志不清。

（1）中经络：在中经络患者中，常见的证型有络脉空虚、风邪入中型，风痰瘀血、痹阻脉络型，肝肾阴虚、风阳上扰型，肝阳暴亢、风火上扰型，气虚血瘀、脉络阻闭型，痰热腑实、风痰上扰型等。

（2）中脏腑：在中脏腑患者中，根据临床表现又分为闭证和脱证两种证型，其中闭证又有阳闭和阴闭之异。

05 中风急性期“中经络”如何辨证论治？

咨询：我母亲因突然右下肢无力到中医院就诊，经检查诊断为脑梗死，医生说从中医角度来说属于中风急性期的“中经络”，采取中西医结合的方法，在西医治疗基础上配合辨证论治应用中药汤剂效果不错，我想了解一下中风急性期“中经络”如何辨证论治？

解答：根据发病情况的不同，中医将中风急性期分为“中经络”和“中脏腑”两大类。对于中风急性期“中经络”者，中医通常分为络脉空虚、风邪入中型，风痰瘀血、痹阻脉络型，肝肾阴虚、风阳上扰型，肝阳暴亢、风火上扰型，气虚血瘀、脉络阻闭型，痰热腑实、风痰上扰型6种证型进行辨证治疗。

（1）络脉空虚，风邪入中型

主证：此型患者一般血压正常，常见于缺血性中风病例，以短暂性脑缺血发作、腔隙性脑梗死、脑血栓为多见。平素常无不适之感觉，也可有肌肤不仁、手足麻木、头晕、突然口眼㖞斜、语言不利、口角流涎，甚则半身不遂等症状。或兼见恶寒、发热、肢体拘急、关节酸痛等症状；或见一侧手足麻木，或一侧肢体力弱。舌质淡红或暗红，舌苔薄白，脉浮或浮数。

治法：祛风养血通络。

方药：大秦艽汤加减。秦艽、赤芍、白芍、川芎、白术、茯苓各15克，羌活、石菖蒲、防风、生地、熟地各12克，当归、黄芩、桂枝各9克，半夏、水蛭、甘草各6克。

方解：方中秦艽、羌活、防风解表祛风；生地、熟地、当归、赤芍、白芍、川芎养血行血，取“血行风自灭”之意，且川芎走而不守，能载药上行头巅，下达四肢，外彻皮毛，旁通肌肉；配嗜血之水蛭破血逐瘀，消已形成的血肿；半夏、茯苓、石菖蒲化痰通络醒脑；白芍、甘草缓急解痉，能缓解血管痉挛，促进血液流通；当归、赤芍、白芍、桂枝、甘草取当归四逆汤之意，以温经散寒、养血通脉；用黄芩内清积热，白术、茯苓、半夏健脾化湿祛痰，以利脉络畅通。诸药配合，相互为用，既能养血扶正，又能祛除风邪，还可活血通络，保证脑部血流的畅通，切中络脉空虚，风邪入中，痹阻经络气血之病机。

注意：此型患者以短暂性脑缺血发作、腔隙性脑梗死、脑血栓等缺血性中风为多见，有经络不通、微循环障碍的情况存在，为了取得较好的治疗效果，在应用中药汤剂的同时，可配合使用血塞通注射液、维脑路通注射液、低分子右旋糖酐注射液，以及通脉冲剂、中风回春片、消栓再造丸等中西药物。也可配合应用针灸、按摩、饮食调养等。

祛风养血通络法所适宜的患者血压不高，若兼有头晕头痛、耳鸣目眩等症状，血压明显高于正常者，可根据病情加用降压剂稳定血压，或改用其他治疗方法。此型患者预后较好，经积极正确的治疗，自觉症状可很快消失。

（2）风痰瘀血，痹阻脉络型

主证：此型患者一般形体较胖，常见于缺血性中风病例，以短暂性脑缺血发作、腔隙性脑梗死、脑血栓为多见。平素常有头昏头沉，突然偏身麻木，手足重滞，半身不遂，口眼㖞斜，舌体不正，舌强言謇或不语，头晕目眩，痰涎较多，舌质暗淡，舌苔薄白或白腻，脉弦滑。

治法：活血化瘀，化痰通络。

方药：化痰通络汤加减。半夏 9 克，茯苓、白术、杜仲、陈皮、香附各 12 克，天麻 10 克，丹参、钩藤、生白芍、桑寄生、怀牛膝各 15 克，胆南星、天竺黄、大黄、甘草各 6 克。

方解：方中白术、半夏、茯苓、陈皮健脾利湿化痰；天麻、白芍、钩藤平肝息风；丹参、香附、怀牛膝理气活血、化瘀通络；杜仲、桑寄生补益肝肾；胆南星、天竺黄清热化痰；大黄通腑泄热凉血，以防腑实；甘草调和诸药。诸药配合，可使脾胃强健、痰除风息、瘀祛络通，则中风自愈。

注意：临证时应注意参考症、舌、脉以分辨内风、痰浊、瘀血的轻重程度，而决定平肝息风、化痰通络、活血化瘀等药物的应用。由于风痰互结，瘀血阻滞，日久易从阳化热，故在用药时不宜过于温燥，以免助热生火，引发变证。

风痰瘀血、痹阻脉络型中风患者多湿多痰，因湿性重浊黏腻，不易速去，所以治疗往往取效较慢，临证时要善于守方，切忌操之过急。由于此类患者常常脾胃虚弱，消化功能不好，在饮食的选择上应以健脾化痰、散瘀血、易消化为原则，避免油腻厚味、肥甘助湿、助火碍胃之品。

（3）肝肾阴虚，风阳上扰型

主证：此型患者一般血压较高，常见于缺血性中风病例，以短暂性脑缺血发作、腔隙性脑梗死、脑血栓为多见。平素常有头晕头痛，耳鸣目眩，手足心热，烦躁失眠，突然出现口眼㖞斜，舌强语言不利，或手足重滞，偏身麻木，甚则半身不遂，舌质红，苔薄少或腻，脉弦细数或弦滑。

治法：滋阴潜阳，息风通络。

方药：天麻钩藤饮合镇肝熄风汤加减。龙骨、牡蛎各 24 克，白芍、代赭石、钩藤、桑寄生、丹参、鸡血藤、玄参、天冬、川牛膝、龟甲各 15 克，天麻、黄芩、地龙、石菖蒲、建曲各 12 克，竹茹 9 克，甘草 6 克。

方解：方中白芍、玄参、天冬、龟甲滋阴柔肝息风；龙骨、牡蛎、代赭石镇肝潜阳；天麻、钩藤、黄芩、桑寄生取天麻钩藤饮之意，以平肝潜阳；川牛膝引血下行，丹参、鸡血藤、地龙、石菖蒲透窍活血通络；黄芩清除心中烦热，竹茹祛除体内的痰热，建曲调理脾胃，甘草调和诸药。合而用之，肝肾之阴得养，上亢之阳得潜降，内动之风自息，同时还有清热祛痰、活血通络的作用，切中肝肾阴虚，风阳上扰，夹痰走窜经络，痹阻气血的病机。

注意：此型患者血压多数较高，降低并稳定血压在治疗中尤为重要。应注意血压的变化，必要时可适当配合应用降压药，否则不利于中风的治疗，并有血管破裂，发生出血性中风的危险。

此类患者风阳上扰的症状较为突出，注意应用钩藤、天麻等清利头目的药物，可明显改善头晕头痛、耳鸣目眩等自觉症状，有利于疾病的顺利康复。不良情绪、吸烟、饮酒不仅可引起血压波动，不利于中风患者的康复，而且有导致中风复发的危险。所以中风患者应学会自我调整，保持健康的心态和良好的情绪，并注意戒除烟酒。

（4）肝阳暴亢，风火上扰型

主证：此型患者一般血压明显高于正常，常见于缺血性中风病例，以短暂性脑缺血发作、腔隙性脑梗死、脑血栓为多见。表现为半身不遂，偏身麻木，舌强言謇或不语，或口眼㖞斜，眩晕头痛，面红目赤，口苦咽干，心烦易怒，尿赤便干，舌质红或红绛，苔薄黄，脉弦有力。

治法：平肝泻火通络。

方药：天麻钩藤饮加减。天麻、木瓜各 10 克，钩藤、生白芍、桑寄生、夜交藤、川牛膝、代赭石各 15 克，生石决明、夏枯草各 18 克，黄芩、栀子、丹皮、杜仲、菊花、地龙各 12 克，大黄 9 克，甘草 6 克。

方解：方中天麻、钩藤、生石决明、代赭石平肝息风，黄芩、栀子、夏枯草、菊花、大黄清肝泻火，生白芍、丹皮养阴清热除烦，杜仲、桑寄生补肾益肝，川牛膝引血下行，夜交藤以养心安神，木瓜、地龙活血通络，甘草调和诸药。上药合用，共成平肝清热泻火，息风活血通络之剂。

注意：此型与肝肾阴虚、风阳上扰型在临床表现和用药上有诸多相似之处，临证时应注意仔细分辨。由于其血压通常明显高于正常，注意降低和稳定血压是其治疗的重要一环。

此型患者虽多属缺血性中风，但治疗不当易导致血管破裂引发脑出血。对于出现神识恍惚、迷蒙者，为风火上扰清窍，病情多较严重，应时刻注意中经络向中脏腑转化，及时调整用药，必要时可采取中西医结合的方法进行治疗。

（5）气虚血瘀，脉络阻闭型

主证：此型患者常见于缺血性中风病例，可见于短暂性脑缺血发作、腔隙性脑梗死、脑血栓等病中。主要表现为半身不遂，口眼㖞斜，语言謇涩或不语，偏身麻木，面色㿠白，气短乏力，口角流涎，自汗出，心悸便溏，手足肿胀，舌质暗淡，苔薄白或白腻，脉沉细或细弦。

治法：益气活血通络。

方药：补阳还五汤加减。黄芪 30 克，赤芍、丹参、川牛膝、川芎、茯苓各 15 克，当归、石菖蒲、地龙各 12 克，红花、山楂各 10 克，蜈蚣 1 条，桂枝 9 克，半夏、全蝎各 6 克，檀香、砂仁、甘草各 5 克。

方解：方中重用黄芪，以补气为主，气为血之帅，气行则血行；当归、赤芍、川芎、地龙、丹参、红花养血活血、化瘀通络；黄芪、当归、赤芍、川芎、地龙、红花取补阳还五汤之意，以补气活血、通经活络；丹参、檀香、砂仁取丹参饮之意，以活血祛瘀、行气止痛；川芎活血通脉，走而不守，能载药上行头巅，下达四肢，外彻皮毛，旁通肌肉；石菖蒲、川牛膝透窍通络舒筋，桂枝、地龙、蜈蚣、全蝎温经通络；茯苓、半夏健脾化湿祛痰；山楂、甘草活血化瘀，健胃和中。诸药配合，既能补气养血，又能活血化瘀、祛痰通经活络，切中气虚血瘀、脉络阻闭之病机，可改善“瘀血证”的症状，促使中风患者尽快康复。

注意：本型是中风病最常见的证型之一，益气活血通络法乃治疗中风常用的方法。王清任创立的补阳还五汤以其显著的疗效为现代医者所推崇，许多治疗中风病的中成药都是在补阳还五汤的基础上研制而来的。本型患者不但在中风急性期中经络中可以出现，在中风病恢复期以及后遗症期也可出现，它们的临床表现极为相似，不过随发病时期的不同，其治疗方法和用药也略有区别。在急性期应注意应用通窍之品，恢复期可加大活血化瘀通络的力度，后遗症期则应重视补气和通络。常用的治疗中风病的中成药如血塞通注射液、通脉冲剂、中风回春片、华佗再造丸等，对本型患者有肯定的疗效，临床中可根据病情选用。

中风病病情重、病程长、后遗症多、致残率高，应坚持早发现、早治疗，争取尽快康复，避免后遗症的发生。康复锻炼是防止肢体残废，促进中风患者康复的重要手段，在应用药物、针灸等方法治疗的同时，积极配合康复锻炼也是十分重要的。

（6）痰热腑实，风痰上扰型

主证：此型患者常见于缺血性中风病例，多见于脑血栓形成中。主要表现为半身不遂，口眼㖞斜，语言謇涩或不语，偏身麻木，腹胀，便干，便秘，头晕目眩，咯痰或痰多，舌质暗红或暗淡，苔黄或黄腻，脉弦滑或偏瘫侧脉弦滑而大。

治法：化痰通腑，清热活络。

方药：星蒌承气汤加减。全瓜蒌20克，生大黄（后下）、天麻各10克，芒硝（冲化）5克，丹参、鸡血藤各30克，赤芍、怀牛膝、钩藤各15克，陈皮、黄连各12克，半夏9克，胆南星、天竺黄、甘草各6克。

方解：方中生大黄、芒硝以荡涤肠胃，通腑泄热；全瓜蒌、天竺黄、胆南星、半夏、黄连、陈皮以理气清热化痰；丹参、赤芍、鸡血藤以活血化瘀通络；天麻、钩藤、怀牛膝以平肝息风，引血下行；甘草调和诸药。上药合用，共成清热化痰，通腑泄热，息风通络之功。

注意：舌苔黄腻、脉弦滑、便秘是本型患者的三大特征。应当注意的是，此型患者与风痰瘀血、痹阻脉络型有诸多相似之处，与肝阳暴亢、风火上扰型也有共同之处，临证时应注意区别，恰当用药。

正确掌握和运用通下法是治疗本型中风的关键。针对本型患者腑气不通而采用化痰通腑法，一可通畅腑气，祛瘀通络，输布气血，使半身不遂、语言不利等症状进一步好转；二可清除阻滞于胃肠的痰热积滞，使浊邪不得上扰神明，气血逆乱得以纠正，达到防闭防脱的目的；三可急下存阴，以防阴劫于内，阳脱于外。大黄、芒硝的应用应适可而止，以求大便通畅为度，不可长期服用。

初病为脑血栓，之后又出现脑出血的患者在临床中亦不少见。如若救治不当，本型患者易于出现神识迷蒙而呈现中脏腑，使病情进一步加重，给治疗带来困难，临床中应给予高度重视。

06 中风急性期“中脏腑”如何辨证论治？

咨询：我是神经内科医生，遇到脑卒中昏迷的患者，时常请中医会诊，中医大夫说脑卒中昏迷者属中风“中脏腑”的范畴，对中风急性期“中脏腑”者，采取中西医结合的方法，配合辨证论治应用中药，能提高疗效，我想知道**中风急性期“中脏腑”如何辨证论治？**

解答：中风急性期“中脏腑”者，病情多危重，宜采取中西医结合的方法积极抢救治疗，中医辨证论治只是诸多治疗方法的一个方面。根据临床表现的不同，中医通常将“中脏腑”分为闭证和脱证两大类进行辨证论治，其中闭证又有阳闭和阴闭之异。

（1）阳闭证

主证：此型患者多数有高血压、脑动脉硬化病史，发病时血压较高，常见于脑出血、蛛网膜下腔出血等出血性中风病例，也见于大面积脑梗死患者。主要表现为突然昏倒，不省人事，牙关紧闭，口噤不开，两手握固，大小便闭，口眼㖞斜，面赤身热，气粗口臭，躁扰不宁，发热呕吐，痰声如锯，肢体强痉，间有抽搐，舌质红，苔黄腻，脉弦滑数。

治法：清肝息风，辛凉开窍。

方药：首先灌服（或用鼻饲法）安宫牛黄丸或至宝丹，并用羚羊角汤加减调理。羚羊角粉（冲服）0.5 克，生地 20 克，菊花、龟甲、瓜蒌、白芍、石决明各 15 克，丹皮、竹茹、黄芩、节菖蒲各 12 克，蝉蜕、郁金各 9 克，生大黄 3~10 克，全蝎、甘草各 6 克。

方解：方中羚羊角为清肝息风的主药，配菊花、蝉蜕、石决明、黄芩平肝清热，息风潜阳，使火降风息，则气血下归；龟甲、白芍、石决明育阴潜阳；丹皮、郁金、生地凉血清热；瓜蒌、竹茹清化痰热，调畅气机；瓜蒌、节菖蒲豁痰透窍醒脑；全蝎息风化痰通络；大黄清热解毒，泻火凉血通便；甘草调和众药。诸药合用，结合具有清热解毒、豁痰镇惊开窍功能的安宫牛黄丸或具有清热解毒、化浊开窍镇惊功能的至宝丹，不仅能清肝息风、辛凉开窍，还具有平肝潜阳、化痰通络、清热泻火等作用，对中风中脏腑的阳闭证患者，有顿挫病势之效。

注意：此型患者发病急、病情重、变化快，易出现肺部感染、泌尿系感染、压疮等并发症，应认真观察病情，密切注意病情变化，加强护理，必要时可进行监护，以便及时采取相应的措施，防止并发症的发生。由于中风中脏腑的闭证有阳闭和阴闭之异，且两者都有突然昏倒、不省人事、牙关紧闭、口噤不开、两手握固、大小便闭、肢体强痉的表现，有相似之处，临证时应注意区别，详加辨证，谨慎用药。阳闭证患者除上述症状外，常有面赤身热、气粗口臭、躁扰不宁等热象；而阴闭证患者除上述症状外，常有面白唇暗、静卧不烦、四肢不温、痰涎壅盛等表现，并无热象出现。

此型患者病死率、致残率相当高，多途径用药，多方法配合，是提高临床疗效、降低病死率的重要手段。在用药途径上，可肌内注射、静脉滴注，也可灌服、鼻饲或保留灌肠，可诸途径同时用药；在治疗方法上，宜采取中西医结合的方法，充分发挥综合治疗的优势，以阻止病情的发展，维持患者的生命，提高生存率和生存质量。

对于出血性中风患者，在急性期应尽量避免使用破血活血之药，对药性峻猛者尤应注意，确有应用指征，也应选用药性和缓者，从小剂量开始，并注意病情的变化，以防用之不当而引发再出血。由于患者多处于昏迷状态，吞咽困难，不能经口自己进食，为了给机体提供基本的能量和营养，以维持生命，帮助患者度过危险阶段，还应注意饮食的调理，适时应用鼻饲法供给营养物质。

（2）阴闭证

主证：此型患者形体一般较肥胖，常有脑动脉硬化病史，多见于大面积脑梗死、脑出血等病例中。平素多湿多痰，突然昏倒，不省人事，牙关紧闭，两手握固，大小便闭，面白唇暗，口眼㖞斜，静卧不烦，痰涎壅盛，四肢不温，半身不遂，舌质暗淡或淡红，舌苔白腻，脉沉滑或沉缓。

治法：豁痰息风，辛温开窍。

方药：灌服（或用鼻饲法）苏合香丸，并用涤痰汤加减调理。钩藤、白芍各 15 克，茯苓、竹茹、地龙、石菖蒲、天麻、郁金、蝉蜕、川芎各 12 克，枳实、胆南星、陈皮各 9 克，半夏、甘草各 6 克。

方解：方中天麻、蝉蜕、白芍、钩藤平肝息风；陈皮、半夏、茯苓、胆南星、竹茹除痰理气；石菖蒲、郁金、胆南星开窍豁痰；地龙、钩藤、川芎息风活血通络；枳实降气和中，气降则痰消。上药结合，与苏合香丸共用，具有辛温豁痰开窍之功，兼有平肝息风、理气活血通络的功效，切中中风中脏腑阴闭证的病机。

注意：阴闭证除了具有闭证的共同症状外，还有面白唇暗、静卧不烦、痰涎壅盛、四肢不温等痰湿壅盛的表现，临床辨证时应抓住这些特征，注意与阳闭证相鉴别。

闭证患者以突然昏倒、不省人事、牙关紧闭等为突出表现，以邪实内闭为主，治疗应急以祛邪，尽快使其清醒。不论是治疗阴闭证还是治疗阳闭证，在应用中药汤剂的同时都急用中成药以祛邪透窍，就是基于这个考虑。

针灸治疗中风闭证有其独特的优势，中西医结合多方法配合，多途径用药，积极救治，能发挥综合治疗的效能，有利于提高临床疗效，在临床中应注意采取中西医结合的治疗方法。

吸氧是纠正脑缺氧、保护脑细胞的重要手段，对昏迷患者有促进清醒的作用，在中风闭证的治疗中，应注意保持呼吸道的通畅，给予持续吸氧。由于此类患者病情重，卧床时间长，病情多变，且易出现并发症，所以还应加强护理，注意病情变化。

（3）脱证

主证：此型患者常见于脑出血，也见于大面积脑梗死、蛛网膜下腔出血及脑出血与脑梗死同时出现者。临床表现为突然昏倒，不省人事，目合口开，鼻鼾息微，手撒肢冷，汗多，大便自遗，小便失禁，肢体软瘫，痰声如锯，舌痿，舌质紫暗，苔白腻，脉细弱或脉微欲绝。

治法：益气回阳，救阴固脱。

方药：参附汤合生脉散加减。黄芪 30 克，人参、麦冬各 15 克，五味子、山萸肉各 12 克，附子 6~10 克，熟地 10 克，三七 3 克。

方解：方中人参、麦冬、五味子取生脉散之意大补气阴，人参大补元气，附子回阳固脱，三七活血止血，黄芪、山萸肉敛汗固脱，更用熟地、山萸肉、麦冬、五味子护阴敛阳。合而用之，具有益气回阳、救阴固脱的功效，切中阴精欲绝、阳气欲脱之脱证的病机。

注意：脱证是中风中极其危重的一种证型，其治疗较为困难，病死率极高，单用中医或西医的方法治疗往往很难取得好的疗效。临床中应注意采取中西医结合的方法，诸疗法配合，综合治疗。

中药汤剂应急煎取汁，每次取 50~150 毫升，灌服或鼻饲，每日 2~4 次，开始时可频频服用。及时使用中药针剂参附注射液、参麦注射液、生脉注射液等，能有效缓解中风脱证的手撒肢冷、汗出不止、脉微欲绝等症状，有利于维持患者生命和中风的抢救治疗，临床中可根据病情有选择地配合应用。

虽然中风闭证较多见，脱证较少见，但是闭证与脱证可互相转化，又可同时并见，应注意闭证与脱证之间的转化，及时调整治疗方案。在治疗时要随时掌握标本缓急和扶正祛邪的原则，一般情况下闭证以开闭祛邪为主，脱证以扶正固脱为重，闭脱互见者，要权衡主次，标本兼顾。闭证如出现脱证症状，是病情转重的趋势，在祛邪的同时，应注意扶正；脱证经过治疗，正气渐复，症状逐渐消失，亦有好转之机。

加强护理有利于中风的抢救治疗，可以预防或减少各种并发症。在中风脱证的治疗中，也应注意认真观察病情，密切注意病情的变化，做到科学合理地护理患者，通常要进行监护，以随时观察生命体征。

07 怎样辨证治疗中风后遗症半身不遂?

咨询：我半年前因突发脑出血在医院住院治疗，经抢救命保住了，不过还是遗留了半身不遂的后遗症，找中医咨询说脑出血属于中医的中风，中医辨证治疗中风后遗症半身不遂能帮助恢复肢体功能，我想了解一下这方面的知识，请问**怎样辨证治疗中风后遗症半身不遂**?

解答：半身不遂是中风最常见的临床表现之一，有相当一部分中风患者经治疗恢复期已过，其他自觉症状消失，而仅留半身不遂之后遗症。对于中风后遗症半身不遂，中医通常分为气虚血瘀、脉络阻闭型，肝阳上亢、脉络瘀阻型，以及痰瘀互结、痹阻脉络型 3 种证型进行辨证治疗。

（1）气虚血瘀，脉络阻闭型

主证：半身不遂，肢软无力，偏身麻木，患侧手足肿胀，可伴有语言不利、口眼㖞斜，面色萎黄或㿠白，气短乏力，舌质淡或淡紫，苔薄白，脉细涩无力。

治法：益气活血通络。

方药：补阳还五汤加减。黄芪、桑枝各 30 克，赤芍、川牛膝、川芎、茯苓、丹参、党参各 15 克，秦艽、当归、地龙、白术、石菖蒲各 12 克，桂枝 9 克，白花蛇、全蝎各 6 克，蜈蚣 1 条，甘草 5 克。

方解：方中重用黄芪，配合党参、白术以健脾益气为主，气为血之帅，气行则血行；当归、赤芍、川芎、地龙、丹参养血活血、化瘀通络；黄芪、当归、赤芍、川芎、地龙取补阳还五汤之意，以补气活血、通经活络；川芎活血通脉，走而不守，能载药上行头巅，下达四肢，外彻皮毛，旁通肌肉；石菖蒲、川牛膝透窍通络舒筋，桂枝、地龙、蜈蚣、全蝎温经通络；茯苓健脾化湿祛痰；秦艽、白花蛇通络化痰，促进肢体恢复运动功能；甘草调和诸药。诸药配合，既能补气养血，又能活血化瘀，祛痰通经活络，具有较强的补气和通络功能，切中气虚血瘀、脉络阻闭型中风后遗症半身不遂患者的发病机制，有助于促使中风后遗症半身不遂患者康复。

注意：中风后遗症半身不遂在临床中最为常见，虽然都以半身不遂为主要表现，但依其发病机制的不同可分为不同的证型，其治疗方法也各不一样，临证时应注意辨证，恰当选法选药，不能一见半身不遂就用益气活血通络之法。

半身不遂是中风最主要的一种后遗症，其治疗较为困难，一般取效较慢，医生应向患者解释清楚，取得患者的理解和配合，治疗要持之以恒，不能急于求成，在药物治疗的同时，可配合针灸、按摩、熏洗以及康复锻炼等方法。

（2）肝阳上亢，脉络瘀阻型

主证：患侧肢体僵硬拘挛，活动障碍，头晕头痛，面赤耳鸣，可伴有语言不利、口眼㖞斜、舌质暗红或红绛、舌苔薄黄或薄少、脉弦涩或弦而有力。

治法：平肝潜阳，活血化瘀通络。

方药：天麻钩藤饮、阿胶鸡子黄汤合通经活血汤加减。桑枝 30 克，石决明 24 克，钩藤、牛膝、白芍、杜仲、鸡血藤、桑寄生、黄芪各15克，天麻、黄芩、生地、赤芍、当归各12克，阿胶（烊化）、川芎、木瓜、乌梢蛇、穿山甲各9克，鸡子黄2个，水蛭、甘草各6克。

方解：方中取天麻、钩藤、石决明以平肝息风；钩藤、石决明潜阳，平息肝木之亢；黄芩、生地清热泻火，制肝热之偏亢；阿胶、鸡子黄滋阴血，息风阳；生地、白芍、甘草酸甘化阴，柔肝息风；牛膝活血通络，引血下行；杜仲、桑寄生补益肝肾，以利筋骨；当归、赤芍、白芍、川芎、生地取四物汤之意以养阴补血；黄芪、当归取当归补血汤之意以益气养血；赤芍、川芎、牛膝、鸡血藤、水蛭活血化瘀通络；桑枝、木瓜、鸡血藤、乌梢蛇、穿山甲通达经络，散瘀舒筋；甘草调和诸药。诸药合用，共奏平肝潜阳、息风活血、化瘀通络之功。同时，能补养气血，补益肝肾，兼顾了中风后遗症肝肾不足、气血渐虚的特点，适用于中风后遗症半身不遂以肝阳上亢、脉络瘀阻为主要病理机制者。

注意：在中风后遗症半身不遂中，由于肝阳上亢、脉络瘀阻引起者，占有相当大的比例，平肝潜阳、活血化瘀通络就是为此类患者而设的。平肝潜阳、活血化瘀通络是中风后遗症半身不遂的主要治疗原则之一，它以平亢盛之肝阳、活血通络为主线，基于对“久病必瘀”“久病必虚”，中风后遗症“瘀阻”较重的认识，在平肝潜阳息风的基础上，重用活血化瘀通络之药，兼用益气养血之品，以活血通络为中心，促进肢体功能康复为重点，达到肝阳平、瘀阻化、气血通的目的。

从血压上看，中风后遗症半身不遂之肝阳上亢、脉络瘀阻型患者血压常较高且不稳定，降低、稳定血压对病体的康复有重要意义，这也是临床中应当特别注意的。由于中风后遗症半身不遂患者的肢体关节常有僵硬拘挛，在治疗时还应重视熏洗、按摩疗法的运用，以利于恢复患肢的功能。

为了让患者逐渐适应个人生活、家庭生活、社会生活的种种需求，还应注意进行包括衣食住行的日常生活基本动作、职业劳动动作以及工艺劳动动作等训练。

（3）痰瘀互结，痹阻脉络型

主证：半身不遂、患侧手足肿胀、心烦脘闷、恶心欲吐、纳差，可伴有语言不利、口眼㖞斜、舌质暗紫、舌苔黄腻、脉弦滑。

治法：祛瘀化痰，活血通络。

方药：活络效灵丹合小活络丹加减。桑枝30克，丹参、鸡血藤、牛膝、桑寄生、党参各15克，当归、地龙、白术、赤芍各12克，乳香、没药、胆南星、天竺黄、白花蛇、川芎各9克，半夏、甘草各6克。

方解：方中当归、丹参、乳香、没药取活络效灵丹之意以活血化瘀通络；地龙、胆南星、乳香、没药取小活络丹之意以祛痰逐瘀、通经络；赤芍、川芎、牛膝、白花蛇、桑枝、鸡血藤活血化瘀通络，与活络效灵丹、小活络丹配合，加强化瘀通络活血之力；胆南星配天竺黄、半夏、白术健脾祛痰；鸡血藤配合当归、川芎以养血行血、舒筋活络；党参、白术健脾益气；甘草调和诸药。上药合用，具有化痰祛瘀、活血通络之功，兼有益气健脾养血之效，不仅切中中风后遗症半身不遂痰瘀互结、痹阻脉络之病机，同时兼顾了中风后遗症气血亏虚的特点。

注意：痰瘀互结、痹阻脉络积久难消，是中风患者不能顺利康复而出现后遗症的主要原因之一，祛瘀化痰、活血通络就是针对这一情况制定的。它以化痰祛瘀、活血通络、改善肢体功能为重点，兼用益气健脾养血之品，照顾了中风后遗症气血多有亏虚的特点，达到痰浊化、瘀血祛、经络通、气旺血行的目的。

痰瘀互结、痹阻脉络型中风后遗症半身不遂患者在临床中较为多见，四诊所见无明显虚象，与中风后遗症半身不遂之气虚血瘀、脉络阻闭型有不同之处，但通过一段时间的祛瘀化痰、活血通络治疗，虚象常逐渐显露，气虚血虚者多，此时与气虚血瘀、脉络阻闭型多相似，需再调整治疗方案，注意益气养血活血。

多种方法综合应用是恢复中风后遗症患者肢体功能，提高临床疗效的可靠手段。在中风后遗症半身不遂的治疗中，应注意采取综合措施，可把药物治疗，针灸、按摩疗法，以及各种理疗及作业疗法、运动锻炼等结合起来使用。另外，中药外洗对消除肢体关节肿胀，解除僵硬拘挛有较好的效果，对中风后遗症半身不遂患者出现肢体关节肿胀、僵硬拘挛者，尤应注意使用。

08 怎样辨证治疗中风后遗症口眼㖞斜？

咨询：我是基层医生，平时喜欢用中药调治慢性病，1周前参加实用中医技术培训，老师说中医辨证治疗中风后遗症口眼㖞斜效果不错，正好家里有中风后遗症口眼㖞斜患者，我准备用中药给他们调理一下，请问**怎样辨证治疗中风后遗症口眼㖞斜？**

解答：这里首先告诉您，中医辨证治疗中风后遗症口眼㖞斜的效果确实不错。中风后遗症口眼㖞斜，多由中风日久不愈，风痰瘀血浊邪阻于面部络道，使之麻木不仁，弛张不用而成。其治疗应以益气养血、活血通脉为基础，祛风除痰为重点，在此基础上随病情加减用药，以使风息痰除络通，则口眼㖞斜自可得到纠正。

主证：口眼㖞斜，半面麻痹，口角流涎，口眼瞤动，有时也可兼见半身不遂、语言不利、舌质暗红、苔薄少、脉沉弦。

治法：祛风除痰通络。

方药：牵正散加减。桑枝、黄芪各 24 克，白芍、钩藤、鸡血藤各 15 克，川芎、当归、赤芍、天麻、香附、生地、熟地各 12 克，白附子、僵蚕、穿山甲、木瓜、胆南星、白芥子各 9 克，全蝎、水蛭、甘草各 6 克。

方解：方中白附子、僵蚕、全蝎取牵正散之意，以息风化痰通络；天麻、钩藤、赤芍、白芍、木瓜以平肝息风、活血舒筋；当归、赤芍、川芎养血活血；香附为血中气药，既可理气，又能活血；配水蛭、穿山甲以逐瘀血、利经络；白芥子、胆南星涤除经络顽痰；鸡血藤、桑枝、木瓜活血通络；用黄芪、当归、赤芍、白芍、川芎、生地、熟地取四物汤和当归补血汤之意，以补养气血。诸药配合，具有祛风除痰通络之功，兼有益气养血、活血通络之效，切中口眼㖞斜风痰阻络的病机，兼顾中风后遗症气血亏虚、久病必瘀的特点，故适用于中风后遗症之口眼㖞斜。

加减：兼有口眼瞤动者，去鸡血藤、胆南星，加石决明、蜈蚣；兼有阴虚症状者，加制首乌、麦冬等。

注意：中风后遗症口眼㖞斜病程已长，往往起效较慢，治疗时应树立信心，坚持治疗，不能急于求成。若兼有半身不遂、语言不利者，还应注意其兼证的治疗。

除中药汤剂外，中药散剂、外敷法以及针灸疗法、按摩疗法等治疗中风后遗症口眼㖞斜也均有较好的疗效，临床中可根据情况选择应用，也可诸方法配合应用。

09 怎样辨证治疗中风后遗症语言不利？

咨询：我是医院的内科医生，经常遇到脑梗死、脑出血遗留有语言不利的后遗症患者，他们多方治疗，就是不见好转，我知道脑梗死、脑出血属于中医的中风，听说中医辨证治疗中风后遗症语言不利有一定疗效，麻烦您告诉我怎样辨证治疗中风后遗症语言不利？

解答：中风后遗症语言不利者，在临床中时常可以见到，其发病机制有虚实两端，实者多由风痰阻络所致，虚者常因肾虚精亏引起。所以，中医通常将中风后遗症语言不利分为风痰阻络型和肾虚精亏型两种证型进行辨证治疗。

（1）风痰阻络型

主证：舌强语言不利或不语，舌体活动不灵活，可伴有肢体麻木、口眼㖞斜、半身不遂、舌质暗淡或淡紫、舌苔薄少或白腻，脉弦滑。

治法：祛风除痰，宣窍通络。

方药：解语丹加减。鸡血藤、牛膝各 15 克，白附子、胆南星、远志、天竺黄、郁金、白花蛇、川芎各 9 克，天麻、石菖蒲、羌活、当归、枸杞子、茯苓各 12 克，琥珀（冲服）1.5 克，木香、全蝎、半夏、甘草各 6 克。

方解：方中天麻、白附子、全蝎、胆南星平肝息风祛痰；胆南星、石菖蒲、郁金芳香开窍；远志交通心肾；半夏、石菖蒲、胆南星、天竺黄、木香豁痰行气开窍；半夏、茯苓健脾化痰；羌活祛风；琥珀镇惊息风，活血化瘀；枸杞子滋补肝肾；当归、川芎养血活血；白花蛇、鸡血藤、川芎、牛膝活血化瘀通络；甘草调和诸药。上药合而用之，具有祛风除痰、宣窍通络之功，兼有益肾养肝、健脾养血、活血化瘀之效。

注意：中风后遗症语言不利的治疗颇为棘手，一般取效较慢，治疗时不能急于求成，要善于守方。针刺廉泉、金津、玉液、哑门等穴对语言不利患者有较好的疗效，若与中药汤剂、散剂等配合应用，则可事半功倍。同时，耐心教患者锻炼发音，对恢复语言功能大有帮助，临床中应给予高度重视。不论应用中药治疗还是针灸治疗，均需配合语言训练，语言训练应按发音→拼音→单词→短语→短句→长句的顺序，有计划、循序渐进地进行。

对语言不利兼有半身不遂或口眼㖞斜的患者，还应注意采取综合措施，兼顾其兼证。如在应用中药汤剂治疗时，可适当调整用药，采用针灸疗法时，可在原来取穴的基础上增加一些必要的穴位。同时，还应注意结合肢体功能锻炼，以最大限度地促进语言功能和肢体功能的恢复。由于此类患者病程已长，往往收效缓慢，内服中药可以丸剂、散剂为主，汤剂则宜少用，以方便、经济，患者乐于接受。

（2）肾虚精亏型

主证：语言不利、不清或失语，舌体痿软收缩，心悸怔忡，腰膝酸软，口干不欲饮，或有遗尿，可伴有肢体麻木、口眼㖞斜、半身不遂、舌质暗红、苔薄少或薄白、脉沉细。

治法：滋阴补肾利窍。

方药：地黄饮子加减。黄芪 24 克，熟地、肉苁蓉各 15 克，山茱萸、枸杞子、石菖蒲、当归、石斛、茯苓、桔梗各 12 克，五味子、远志、郁金、杏仁、天竺黄、白花蛇各 9 克，全蝎 6 克，蜈蚣 1 条，木蝴蝶、甘草各 3 克。

方解：方中熟地、山茱萸滋阴补肾；枸杞子补肾益精养肝；肉苁蓉补肾助阳；石斛、五味子滋阴敛液，使阴阳相配；更用石菖蒲、远志、茯苓以交通心肾、开窍化痰；郁金行气解郁、活血祛瘀；黄芪、当归补益气血；天竺黄、石菖蒲、茯苓豁痰利窍；全蝎、蜈蚣、白花蛇息风通络；杏仁、桔梗、木蝴蝶开音利窍；甘草调和众药。诸药合用，共成滋阴补肾、化痰利窍之功，兼有益气活血、息风通络之效，使水火相济，痰除风息窍开，则语言不利自愈。

注意：肾虚精亏引起的语言不利的治疗较风痰阻络所致者更为困难，并非一朝一夕或一方一药所能取效，应当细心揣摩，树立信心，持之以恒，综合治疗，方可有效。

肾虚精亏型中风后遗症语言不利和风痰阻络型一样，在治疗中也应注意配合针灸疗法和语言训练，做好患者的思想工作，使之与医生密切配合，调动各方面的积极性，促进语言功能的恢复。

10 怎样辨证治疗中风后遗症智力障碍？

咨询：我是医院神经内科的医生，时常遇到中风后遗留智力障碍的患者，用西药和中成药治疗都难以取得好的疗效，我前段时间参加西医学集中培训，中医药大学的教授介绍说可根据辨证用中药汤剂进行治疗，我要咨询的是怎样辨证治疗中风后遗症智力障碍？

解答：中风后遗留智力障碍者临床中并不少见，中医辨证治疗是行之有效的方法之一，下面给您简单讲一讲，供您参考。

中医认为“肾藏精、精生髓”“脑为髓之海”“肾气通于脑”。中风后遗症智力障碍，如健忘、不识家人、计算力差、定向力障碍等（严重者可发展为脑血管病性痴呆），主要是由于肾精亏虚脑髓失充所致。

根据中医辨证论治的原则，治疗中风后遗症智力障碍，宜采取补肾填精、益髓健脑之法，方选地黄饮子加减。处方：熟地、黄精各15克，山萸肉、石斛、麦冬、石菖蒲、远志、肉苁蓉、益智仁、枸杞子、菟丝子各12克，五味子10克，甘草6克。方中取熟地、山萸肉以滋阴补肾益髓；枸杞子、黄精补肾养肝、益精健脑；肉苁蓉、菟丝子补肾助阳；石斛、麦冬、五味子滋阴敛液，使阴阳相配；更用石菖蒲、远志、益智仁开窍化痰益脑；甘草调和诸药。上药合用，共成补肾养肝、滋阴填精、益髓健脑之剂。若阴虚明显（口干、五心烦热、舌红少苔等）可加生地15克，龟甲、女贞子、旱莲草各12克；若阳虚明显（手足不温或发凉、舌质淡苔白、脉沉弱等）可加制附子、肉桂各10克；若有痰盛呆钝（舌体胖大、苔白腻等）可加白术、茯苓、郁金各12克；若气虚明显（少气无力、脉细弱等）可加黄芪、党参各15克；若有明显的瘀象（舌质暗或有瘀点瘀斑等）可加丹参15克，川芎10克。其用法通常是每日1剂，水煎，分早晚2次服。

中风后遗症智力障碍治疗取效较慢，常需较长时间服药，但服用汤剂甚为不便，所以可将中药汤剂变换成中药丸剂或散剂服用，缓图以功，且能节省药物、减轻经济负担。另外，也可根据病情的需要选用具有补肾益髓健脑作用的中成药，如龟龄集、青春宝、回春胶囊、脑活素胶囊等。在运用中药治疗的过程中，注意配合用脑训练，如记忆训练等，也是十分必要的。

11 怎样辨证治疗中风后遗症精神障碍？

咨询：我是医院神经内科的医生，接诊的脑卒中后遗症患者较多，其中不乏精神障碍者，苦于对脑卒中后遗症精神障碍没有好的治法，我知道脑卒中属于中医的中风，听说中医辨证治疗中风后遗症精神障碍有一定效果，请问怎样辨证治疗中风后遗症精神障碍？

解答：中风后遗症精神障碍在临床中颇为常见，患者可有胡言乱语、抑郁狂躁、哭笑无常等表现。中医通常将中风后遗症精神障碍分为心脾两虚、痰瘀阻滞脑窍型，肝郁气滞、痰瘀阻滞脑窍型，以及痰热互结、上蒙脑窍阻络型三种证型进行辨证治疗，确实有一定效果。

（1）心脾两虚，痰瘀阻滞脑窍型

主证：终日不言不语，或忽笑忽哭，不识家人，面色㿠白，心悸气短，精神萎靡，舌质淡红，舌体胖大，边有齿印或瘀点，脉细弱无力或细涩。

治法：补益心脾，活血化痰，通窍益脑。

方药：归脾汤合甘麦大枣汤加减。黄芪、党参、茯神各15克，白术、郁金、川芎、当归、远志、龙眼肉、石菖蒲各12克，木香6克，甘草10克，大枣10枚，浮小麦30克。

方解：方中党参、黄芪、白术、甘草、大枣健脾益气；茯神、远志、龙眼肉宁心安神；甘草、大枣、浮小麦取甘麦大枣汤之意，以健脾宁心、养心安神；郁金、木香以理气解郁、畅达神机；郁金、菖蒲、远志、川芎以活血化痰、通窍益脑。诸药配合，共成健脾益气、养心安神、化痰通窍利脑之剂。

注意：此型患者以虚损为主要临床表现，补虚益损是其主要治则，用药宜在补益心脾的基础上配合活血化痰、通窍利脑之品。重视生活调摄及必要的安全护理也是治疗中风后遗症精神障碍的重要方面，临床中应特别注意。

（2）肝郁气滞，痰瘀阻滞脑窍型

主证：不言不语，或喃喃自语，忽笑忽哭，生活懒散，不识家人，舌质暗或有瘀点瘀斑，苔白腻，脉弦或弦滑。

治法：疏肝理气，化瘀涤痰，醒脑开窍。

方药：柴胡疏肝散加减。柴胡、枳实、赤芍、白芍、香附、川芎、郁金、石菖蒲、远志各 12 克，丹参 30 克，甘草 10 克。

方解：方中柴胡、枳实、白芍、赤芍、甘草、香附、川芎取柴胡疏肝散之意，以疏肝理气；川芎、丹参活血化瘀；郁金、石菖蒲、远志、川芎以活血涤痰、通窍益脑。诸药配合，具有疏肝理气、化瘀涤痰、醒脑开窍之功效，切中肝郁气滞、痰瘀阻滞脑窍型中风后遗症精神障碍之发病机制。

注意：此型患者以肝郁气滞为根本，兼夹有痰瘀阻滞脑窍，治疗用药宜在疏肝理气解郁和祛瘀化痰醒脑上下功夫。由于中风后遗症精神障碍的治疗往往起效较慢，应树立战胜疾病的信心，坚持治疗，不能急于求成。

（3）痰热互结，上蒙脑窍阻络型

主证：不言不语或忽笑忽哭，不识家人，不知秽洁，烦躁不安，舌质暗红，舌体胖大，舌苔黄腻，脉滑。

治法：清热化痰，醒脑开窍。

方药：黄连温胆汤加减。茯苓 15 克，陈皮、半夏、竹茹、枳实、黄芩、石菖蒲、远志、郁金、天竺黄各 12 克，黄连 6 克，胆南星、甘草各 10 克。

方解：方中半夏、陈皮、竹茹、枳实、黄连取黄连温胆汤之意以清热化痰，陈皮、茯苓、半夏、甘草健脾理气化痰；黄芩、天竺黄、胆南星清热化痰；郁金、石菖蒲、远志涤痰醒脑开窍；甘草调和诸药。上药合用，共成清热化痰、醒脑开窍之剂。

注意：此型患者以痰热互结、上蒙脑窍为主要发病机制，其治疗宜以清热化痰、醒脑开窍为原则。临床观察表明，中风后遗症精神障碍的发生与饮食、情志也有一定的关系，注意饮食调理和情志调节对本病的治疗也有一定帮助。

12 如何正确煎煮中药汤剂？

咨询：我父亲因突发中风到医院住院，经治疗病已好转并稳定，准备今天出院，医生建议出院后用中药调理一段时间，以促进肢体功能恢复，听说煎煮中药很有讲究，如果煎煮方法不当，再好的中药也难以取得满意的疗效，我要问的是如何正确煎煮中药汤剂？

解答：汤药是临床最常采用的中药剂型，正像您听说的那样，煎煮中药很有讲究，如果煎煮方法不当，再好的中药也难以取得满意的疗效。为了保证临床用药能获得预期的疗效，煎煮汤药必须采用正确的方法。要正确煎煮中药，应注意以下几点。

（1）煎药器具的选择：煎煮中药最好选择砂锅、砂罐，因其不易与药物成分发生化学反应，并且导热均匀、传热较慢、保暖性能好，可慢慢提高温度，使药内有效成分充分释放到汤液中来。其次也可选用搪瓷制品。煎煮中药忌用铁、铜、铝等金属器具。

（2）煎药用水的选择：煎药用水必须无异味、洁净、澄清，含无机盐及杂质少，以免影响口味、引起中药成分的损失或变化。

（3）煎煮时加水多少：煎药用水量应根据药物的性质、患者的年龄及用途而定。加水量应为饮片吸水量、煎煮过程中蒸发量以及煎煮后所需药液量的总和。一般用水量为将饮片适当加压后，液面淹没过饮片约 2 厘米为宜。质地坚硬、黏稠或需要久煎的药物，加水量可比一般药物略多；质地疏松或有效成分容易挥发、煎煮时间较短的药物，则液面淹没药物即可。

（4）煎煮前如何浸泡：中药饮片煎前浸泡，既有利于有效成分的充分溶出，又可缩短煎煮时间。多数药物宜用冷水浸泡，一般药物可浸泡 20~30 分钟，以果实、种子为主的药可浸泡 1 小时左右。夏季气温较高时，浸泡的时间不宜过长，以免腐败变质。

（5）煎煮的火候和时间：煎煮中药的火候和时间应根据药物的性质和用途而定。煎一般药宜先武火后文火，即未沸前用大火，沸后用小火保持微沸状态。解表药及其他芳香性药物，一般用武火迅速煮沸，之后改用文火维持 10~15 分钟即可。有效成分不易煎出的矿物类、骨角类、贝壳类、甲壳类药及补益药，一般宜文火久煎，通常是沸后再煎 20~30 分钟，以使有效成分充分溶出。第二煎则通常较第一煎缩短 5~10 分钟。

（6）如何榨渣取汁：汤剂煎成后应榨渣取汁，因为一般药物加水煎煮后都会吸附一定的药液，同时已经溶入药液的有效成分可能被药渣再吸附。如药渣不经压榨取汁就抛弃，会造成有效成分的损失。

（7）煎煮的次数：煎药时药物有效成分首先会溶解进入药材组织的水溶液中，然后再扩散到药材外部的水溶液中，到药材内外溶液的浓度达到平衡时，因渗透压平衡，有效成分就不再溶出了，这时只有将药液滤出，重新加水煎煮，有效成分才能继续溶出。为了充分利用药材，避免浪费，使药物有效成分充分溶出，每剂中药不可煎一次就弃掉，最好是煎两次或三次。

（8）入药方法：一般药物可以同时入煎，但部分药物因其性质、性能及临床用途的不同，所需煎煮的时间不同，所以煎煮中药汤剂还应讲究入药的方法，以保证药物应有的疗效。入药方法有先煎、后下、包煎、另煎、烊化及冲服等。

先煎：凡质地坚硬、在水里溶解度小的药物，如矿物类的磁石、寒水石，贝壳类的牡蛎、石决明等，应先入煎一段时间，再纳入其他药物同煎；川乌、附子等药，因其毒性经久煎可以降低，也应先煎，以确保用药安全。

后下：凡因其有效成分煎煮时容易挥发、扩散或破坏而不耐煎煮者，如发汗药薄荷、荆芥，芳香健胃药白蔻仁、茴香，以及大黄、番泻叶等宜后下，待他药煎煮将成时投入，煎沸几分钟即可。大黄、番泻叶等药有时甚至可以直接用开水冲泡服用。

包煎：凡药材质地过轻，煎煮时易飘浮在药液面上，或成糊状，不便于煎煮及服用者，如蒲黄、海金沙等，应用布包好入煎。药材较细，又含淀粉、黏液质较多的药，如车前子、葶苈子等，煎煮时容易粘锅、糊化、焦化，也应包煎。有些药材有毛，对咽喉有刺激性，如辛夷、旋覆花等，也要用纱布包裹入煎。

另煎：人参等贵重药物宜另煎，以免煎出的有效成分被其他药渣吸附，造成浪费。

烊化：有些药物，如阿胶、蜂蜜、饴糖等，容易黏附于其他药物的药渣中或锅底，既浪费药物，又容易焦煳，宜另行烊化后再与其他药汁兑服。

冲服：入水即化的药，如竹沥等汁性药物，宜用煎好的其他药液或开水冲服。价格昂贵的药物，不易溶于水及加热易挥发的药物，如牛黄、朱砂、琥珀等，也宜冲服。

13 如何选择使用治疗中风的中成药？

咨询： 我今年60岁，半月前突发中风，经治疗病已好转并稳定，现在正在服用中药汤剂进行调理，效果还不错，可天天煎煮中药不太方便，准备改用中成药，听说用于治疗中风的中成药有很多，其选择使用也有讲究，我想知道如何选择使用治疗中风的中成药？

解答： 用于治疗中风的中成药的确有很多，它们各有不同的使用范围，临床上如何选择使用，直接关系到治疗效果，作为中风患者，了解一些这方面的知识是很有必要的。

通常情况下，中风患者应根据医生的医嘱选择使用中成药，在选用中成药前，首先要仔细阅读说明书，了解其功效和主治，做到有的放矢的使用。

（1）对证选药，辨证用药：辨证论治是中医的特色和优势，只有药证相符，中成药用之得当、对证，才会发挥药物应有的作用和疗效。若用之不当，药不对证，不仅不能发挥中成药的治疗效果，轻者贻误病情、浪费药物和金钱，重者还可引起不良后果，甚至危及生命。当然，中医所讲的“证”并不是指的一般症状，而是综合患者的体质、症状、舌象、脉象等，运用中医理论进行分析判断，表明病理生理状态的一种诊断。比如同样是半身不遂或肢体麻木，有的全身表现为倦怠乏力、少气懒言、舌质暗淡、脉细而涩，中医辨证为“气虚血瘀”，治疗当以补气活血为治，可用以补阳还五汤为基础制成的中成药消栓口服液；而有的则无倦怠乏力的表现，舌质暗甚或有瘀点瘀斑，脉涩，中医辨证属单纯的“血瘀”，其治疗当以活血化瘀为主，宜选用具有活血化瘀通络作用的水蛭制剂脑血康口服液。

（2）不能固守一方和一药：疾病是在不断发展变化的，同一中风患者，在不同时期随着病情的变化，表现出的“证”是不完全相同的，应注意根据“证”的变化随时调整和选择相应的中成药治疗，切不可固守一方和一药，所谓“证同治亦同，证异治亦异”，这也是中医辨证论治的精神实质所在。比如同样是中风后半身不遂，在出现“气血不足”证（面色㿠白、口唇淡白、身困乏力、舌质淡、脉细弱等）时，宜选用归脾丸或十全大补丸；出现肾阴虚证（腰膝酸软、五心烦热、舌质红、脉细微数或尺脉弱等）时，则可用六味地黄丸；如表现为阴虚火旺证（头晕或头胀痛、五心烦热、舌质红苔黄、脉细而数、血压高等），则应用知柏地黄丸等调治。

（3）用量适度，耐心调治：中成药的用量，取决于患者的体质、年龄、病情及中成药的性质等。用量不但直接影响疗效，而且关系到人身安全问题，故一般应按照医生的医嘱及药品说明书把握用量，不能自己随便改动。特别是对一些含有毒中药的中成药，比如其组成中含有马钱子、乌头、蜈蚣、全蝎、朱砂等时，更应严格掌握其用量，以防中毒，切不可因治病心切而随便增加药物用量。

（4）服中成药要适当忌口：服用中成药期间适当忌口也是应当注意的。通常在服药期间，凡属生冷、黏腻、刺激性食物以及不易消化的食物均应避免。此外，有内热者不宜吃辛辣助热之食物，痰盛者不宜吃肥甘油腻之食品，虚寒之体则应少食瓜果、冰棒之类，服用含人参的中成药不宜食用萝卜及莱菔子等。

（5）选药切记读说明：选择使用治疗中风的中成药最好在医生的指导下进行，如果是患者自己选择中成药，包括其家属和亲朋好友为之选购中成药，要详细阅读中成药的说明书。要了解其药物成分、功效作用、主治范围、适应证，特别是该药说明的“证”是否与患者相符。要选择与患者的“证”相符的中成药，不能只看能主治“半身不遂”或能主治“语言不利”等，否则药不对证，轻者浪费金钱而无效，重者贻误病情甚至引发不良后果。

14 治疗中风常用的注射用中药针剂有哪些？

咨询：我父亲今年63岁，因突发脑出血正在医院住院治疗，用的药有中药针剂清开灵注射液，听医生说脑出血属于中医所说的中风，用于治疗中风的中药针剂有很多，可根据不同的病情选择使用，我想了解一下，请问**治疗中风常用的注射用中药针剂有哪些？**

解答：注射用中药针剂是指将中药经提取和纯化精制而成的，专供注入体内的灭菌制剂。注射用中药针剂的出现，改变了中药传统的给药方式，是近几十年来创制的重要新剂型。注射用中药针剂具有给药快捷、起效迅速、生物利用度高、适用于急救等优点，尤其适用于治疗急重症患者，是一种大有前途的中药新生剂型。治疗中风的注射用中药针剂有很多，下面选取临床常用者，从药物组成、功能主治、用法用量、注意事项几方面予以介绍，供您参考。

（1）清开灵注射液

组成：牛黄、水牛角、珍珠母、黄芩、金银花、栀子、板蓝根等。

治法：清热解毒，化痰通络，醒神开窍。

主治：适用于热病神昏、中风偏瘫、神志不清，亦可用于急慢性肝炎、重型肝炎、上呼吸道感染、肺炎以及脑出血等。

用法：每次20~40毫升，稀释于10%葡萄糖注射液250~500毫升或生理盐水250毫升中，静脉滴注，每日1次。

注意：对毒热实证、痰热证有效，但不适用于虚寒证、厥脱证。滴注速度不可过快。本品如产生混浊或沉淀时不可使用，经葡萄糖注射液或生理盐水稀释后出现混浊者亦不可使用。临床应用中偶有寒战、高热、药疹等过敏反应，需要及时停药并做脱敏处理。极个别有过敏性休克发生，应及时救治。

（2）脉络宁注射液

组成：玄参、牛膝、石斛、金银花。

治法：清热养阴，活血化瘀。

主治：用于血栓闭塞性脉管炎，静脉血栓形成，动脉硬化性闭塞症，脑血栓形成及后遗症等。

用法：每次10~20毫升，稀释于5%葡萄糖注射液或生理盐水注射液250~500毫升中，静脉滴注，每日1次，10~14

日为1个疗程，重症患者可连续使用2~3个疗程。

注意：孕妇及过敏体质者慎用。

（3）川芎嗪注射液

组成：川芎提取物四甲基吡嗪。

治法：活血化瘀。

主治：具有抗血小板凝集，扩张小动脉，改善微循环的作用。用于治疗缺血性脑血管疾病，如脑供血不足、脑血栓形成、脑栓塞，也用于冠心病、脉管炎等。

用法：每次80毫克，稀释于5%或10%葡萄糖注射液或生理盐水注射液250~500毫升中，静脉滴注，每日1次，10次为1个疗程，一般使用1~2个疗程。

注意：本品酸性较强，忌与碱性药物配伍。

（4）复方丹参注射液

组成：丹参、降香提取物。

治法：活血化瘀，理气止痛，祛瘀生新。

主治：适用于冠心病，缺血性脑血管病，慢性肝炎，肝硬化，高脂血症等。

用法：每次8~12毫升，稀释于5%或10%葡萄糖注射液250~500毫升中，静脉滴注，每日1次。

注意：不得与普萘洛尔注射液混合使用。滴注速度不可过快，个别患者可出现过敏、皮疹、头晕、心悸、口干、腹胀等，极少数肌注部位红肿疼痛。血分有热者禁用，有出血倾向者禁用。

（5）灯盏花素注射液

组成：灯盏花素（灯盏花黄酮）。

治法：活血化瘀，通络止痛。

主治：用于中风后遗症，冠心病、心绞痛等。

用法：每次 10~20 毫升，稀释于 5% 或 10% 葡萄糖注射液 500 毫升中，静脉滴注，每日 1 次。

注意：脑出血急性期及有出血倾向者不宜使用。个别患者有皮肤瘙痒、皮疹、口干、乏力、心悸等，停药或对症处理后可消失。

（6）三七总皂苷注射液

组成：三七提取之有效成分三七总皂苷。

治法：活血祛瘀，消肿镇痛，溶栓抗炎，止血，改善微循环，对血管闭塞性疾病具有良好的治疗作用，能消除自由基，保护脑细胞，对缺血缺氧引起的脑损伤与脊髓损伤有明显的康复效果。

主治：用于治疗脑梗死，颅脑损伤，脑水肿，脑出血，脑动脉硬化，冠心病、心绞痛、心肌梗死，神经衰弱等。

用法：肌内注射，每次 100 毫克，每日 1~2 次；静脉滴注，每次 400 毫克，稀释于 5% 或 10% 葡萄糖注射液 250~500 毫升或生理盐水 250 毫升中，每日 1 次，15 日为 1 个疗程。

注意：脑出血急性期尽量避免使用，若确需应用，用量宜控制在每日 100~200 毫克。

15 治疗中风常用的口服类中成药有哪些？

咨询： 我今年67岁，患中风已有一段时间，正在家中进行调养康复，服用的有中成药消栓肠溶胶囊，我的朋友也患有中风，他服用的是中风回春片，听说用于治疗中风的口服类中成药有很多，我想知道治疗中风常用的口服类中成药有哪些？

解答： 的确像您听说的那样，用于治疗中风的口服类中成药有很多，它们各有不同的适用范围，下面选取几个临床较常用者，逐一给您介绍，但您要切记，如果要用的话，一定要在医生的指导下选用，以免引发不良事件。

（1）通脉冲剂

组成：丹参、川芎、地龙、葛根等。

治法：活血通脉，祛瘀止痛。药理研究表明具有抗凝血，调节血液循环，以及降压、镇静等作用。

主治：用于治疗各种缺血性心脑血管疾病，如脑栓塞、脑血栓、脑动脉硬化、冠心病心绞痛以及血栓性静脉炎等。

用法用量：每次1袋（每袋10克），每日2~3次，开水送服。

注意事项：孕妇忌用。

（2）脑安胶囊

组成：川芎、红花、当归、人参、冰片。

治法：活血化瘀，益气通络。

主治：用于脑血栓形成急性期以及恢复期属气虚血瘀证候者，症见急性起病，半身不遂，口眼㖞斜，舌强语謇，偏身麻木，气短乏力，口角流涎，手足肿胀，舌质暗或有瘀斑，苔薄白等。

用法：每次 2 粒（每粒 0.4 克），每日 2 次，温开水送服，4 周为 1 个疗程，或遵医嘱。

注意：出血性中风者慎用。

（3）脑血栓片

组成：红花、当归、水蛭、赤芍、桃仁、川芎、丹参、土鳖虫、羚羊角、牛黄。

治法：活血化瘀，醒脑通络，潜阳息风。

主治：用于治疗因瘀血、肝阳上亢所致之中风先兆，如肢体麻木、头晕目眩等，也用于脑血栓形成出现的中风不语、口眼㖞斜、半身不遂等。

用法：每次 6 片（每片 0.3 克），每日 3 次，温开水送服。

注意：孕妇禁用，有出血性疾病及出血倾向者忌用。

（4）中风回春片

组成：当归、川芎、红花、桃仁、丹参、鸡血藤、忍冬藤、络石藤、地龙、土鳖虫、伸筋草、川牛膝、蜈蚣、茺蔚子、全蝎、威灵仙、僵蚕、木瓜、金钱白花蛇。

治法：活血化瘀，舒筋通络。

主治：用于治疗中风偏瘫，半身不遂，肢体麻木。

用法：每次 4~6 片（每片 0.3 克），每日 3 次，温开水送服。

注意：孕妇及脑出血急性期忌用；中风伴有血压偏低者，由小剂量开始，逐渐加量。

（5）消栓通冲剂

组成：黄芪、当归、赤芍、地龙、川芎、桃仁、红花、地黄、枳壳、三七、丹参、甘草、牛膝、冰片。

治法：益气活血，祛瘀通络。

主治：用于中风偏瘫，半身不遂，口眼㖞斜，语言不清，以及瘀血性头痛、胸痛、胁痛，对中风先兆者（脑血栓形成先兆）亦有一定预防作用。

用法：每次1袋（每袋25克），每日3次，温开水送服，或遵医嘱。

注意：孕妇忌服。本品含糖，糖尿病患者慎用。

（6）利脑心胶囊

组成：丹参、川芎、葛根、地龙、赤芍、红花、郁金、制何首乌、泽泻、枸杞子、酸枣仁、远志、九节菖蒲、牛膝、甘草。

治法：活血祛瘀，行气化痰，通络止痛。

主治：用于气滞血瘀，痰浊阻络，胸痹刺痛、绞痛，固定不移，入夜更甚，心悸不宁，头晕头痛，中风偏瘫，以及冠心病、心肌梗死、脑动脉硬化、脑血栓等见上述证候者。

用法：每次4粒（每粒0.3克），每日3次，饭后服用。

注意：孕妇忌服，痰瘀化热者不宜用。

（7）华佗再造丸

组成：川芎、吴茱萸、红花、当归、天南星、马钱子、冰片等。

治法：活血化瘀，化痰通络，行气止痛。

主治：用于瘀血或痰湿闭阻经络之中风偏瘫，手足拘挛麻木，口眼㖞斜，言语不清等。

用法：每次4~8克，每日2~3次，重症患者每次8~16克，温开水送服，或遵医嘱。连服10日，停药1日，30日为1个疗程。

注意：孕妇忌服，对本品过敏者忌服。本品药性偏温，肝肾阴虚、火热壅盛者慎服。服药期间如感燥热，可适当减量，或用淡盐水送服。

（8）偏瘫复原丸

组成：黄芪、人参、当归、川芎、牛膝、茯苓、桂枝等。

治法：补气活血，祛风化痰。

主治：用于气虚血瘀，风痰阻络引起的中风偏瘫，半身不遂，口眼㖞斜，痰盛气亏，言语不清，足膝水肿，行步艰难，筋骨疼痛，手足拘挛。

用法：每次1丸（每丸6克），每日2次，温开水或黄酒送服。

注意：孕妇忌服。

（9）消栓通络片

组成：川芎、丹参、黄芪、泽泻、三七、槐花、桂枝、郁金、木香、冰片、山楂。

治法：活血化瘀，温经通络。

主治：用于血脂增高、脑血栓引起的精神呆滞，舌根发硬，言语迟涩，发音不清，手足发凉，肢体麻木疼痛等。

用法：每次6片（每片0.37克），每日3次，温开水送服。

注意：禁食生冷、辛辣及油腻食物。

（10）清眩治瘫丸

组成：天麻、僵蚕、全蝎、地龙、蕲蛇、黄芩、黄连、水牛角浓缩粉、牛黄、珍珠、冰片、沉香、安息香、人参、白术、黄芪、茯苓、牛膝、丹参、赤芍、血竭、没药、法半夏、白附子等。

治法：活血降压，化痰息风。

主治：用于肝阳上亢、肝火内炽引起的头目眩晕，项强脑涨，胸中虚烦，半身不遂，口眼㖞斜，痰涎壅盛，言语不清，血压升高等。

用法：每次 1 丸（每丸 9 克），每日 2 次，温开水或黄酒送服。

注意：孕妇忌用，忌食辛辣油腻之品。

（11）脉络通颗粒

组成：党参、当归、地龙、丹参、红花、木贼、葛根、槐米、山楂、川芎、维生素 C、柠檬酸、碳酸氢钠。

治法：益气活血，化瘀止痛。

主治：用于胸痹引起的心胸疼痛，胸闷气短，头痛眩晕，以及中风引起的肢体麻木，半身不遂等。

用法：每次 1 袋（每袋 6 克），每日 3 次，开水送服。

注意：孕妇及痰火内盛者忌服，有胃病者宜餐后服用。

（12）抗栓再造丸

组成：红参、黄芪、胆南星、穿山甲、牛黄、冰片、水蛭、麝香、丹参、三七、地龙、大黄、苏合香、全蝎、葛根、穿山龙、当归、牛膝、何首乌、乌梢蛇、桃仁、朱砂、红花、土鳖虫、天麻、细辛、威灵仙、草豆蔻、甘草。

治法：活血化瘀，舒筋通络，息风止痉。

主治：用于治疗中风恢复期及后遗症之手足麻木，步履艰难，瘫痪，口眼㖞斜，言语不清。

用法：每次 3 克，每日 3 次，温开水送服。

注意：孕妇忌用，年老体弱者慎服。

（13）消栓再造丸

组成：血竭、赤芍、没药、当归、牛膝、丹参、川芎、桂枝、三七、豆蔻、郁金、枳壳、白术、人参、沉香、金钱白花蛇、僵蚕、白附子、天麻、防己、木瓜、全蝎、铁丝威灵仙、黄芪、泽泻、茯苓、杜仲、槐米、麦冬、五味子、骨碎补、松香、山楂、肉桂、冰片、苏合香、安息香、朱砂。

治法：活血化瘀，息风通络，补气养血。

主治：用于治疗气虚血滞、风痰阻络引起的中风后遗症，肢体偏瘫，半身不遂，口眼㖞斜，言语障碍，胸中郁闷等。

用法：每次1~2丸（每丸9克），每日2次，温开水送服。

注意：孕妇忌用，对本品过敏者忌用。阴虚风动，痰热腑实者也不宜用。

（14）益脑复健胶囊

组成：三七、葛根、赤芍、豨莶草、红花、川芎、地龙、血竭。

治法：活血化瘀，祛风通络。

主治：用于治疗缺血性中风以及风痰瘀血痹阻经络所致的口眼㖞斜，半身不遂，舌强语謇等。

用法：每次3~4粒(每粒0.3克)，每日3次，温开水送服。

注意：孕妇忌服，久病气血虚者不宜用。

（15）强力天麻杜仲胶囊

组成：天麻、杜仲、制草乌、附子、独活、羌活、川牛膝、寄生、当归、地黄、玄参、藁本。

治法：散风活血，舒筋止痛。

主治：用于中风引起的筋脉掣痛，肢体麻木，行走不便，腰腿酸痛，头痛头昏等。

用法：每次4~6粒(每粒0.3克)，每日2次，温开水送服。

注意：孕妇忌用。

16 安宫牛黄丸和再造丸是治疗中风的特效药吗？

咨询：我母亲因脑出血昏迷正在医院抢救治疗，我知道脑出血属于中医所说的中风，自从母亲患病后我特别关注中医治疗中风方面的知识，听说安宫牛黄丸和再造丸是治疗中风的特效药，我是将信将疑，我要咨询的是安宫牛黄丸和再造丸是治疗中风的特效药吗？

解答：在临床中，对中风急性期出现昏迷或高热的患者，为了抢救的需要，医生常用中成药安宫牛黄丸治疗，而对中风后遗症半身不遂、肢体麻木、语言不利、口眼㖞斜等，则常给予中成药人参再造丸、华佗再造丸、消栓再造丸等再造丸进行调治。所以，很多患者或患者家属都认为，安宫牛黄丸和再造丸（包括人参再造丸、华佗再造丸、消栓再造丸等）是防治中风的特效药，或以为安宫牛黄丸是抢救中风昏迷、高热的特效救命药，再造丸是治疗中风后遗症半身不遂、语言不利、口眼㖞斜的特效药，甚至作为家庭储备用药，以防万一，其实这种观点并不完全正确。

安宫牛黄丸和再造丸用于治疗中风，必须以药证相符为前提。辨证论治是中医的特色和优势，与其他中成药的临床应用一样，安宫牛黄丸和再造丸的使用，也必须根据中医辨证论治的原则，做到药证相符，才能发挥应有的治疗效果，否则药不对证，不但浪费昂贵的药品，无法发挥应有的疗效，还可能产生不良后果。

首先说安宫牛黄丸，它是由牛黄、犀角（现已禁用，常用水牛角代替）、麝香等组成，功效是清热开窍、镇心安神。适应证为痰热内闭型中风（即阳闭证），即表现为高热，烦躁不安，神志不清甚至昏迷，痰浊壅盛，舌质红，苔黄腻，脉弦滑而数者。安宫牛黄丸的用法通常是每次 1 丸，温开水化服。对于神志不清甚至昏迷的患者可用鼻饲法，重症患者可每 6 小时鼻饲 1 次。

如果中风急性期患者表现为神志不清或昏迷，面色青白，牙关紧闭，痰涎壅盛，四肢不温或发凉，舌苔白滑，脉弦紧，中医辨证属于痰湿内盛之阴闭证，不是安宫牛黄丸的适应证，此时安宫牛黄丸应当禁用，选用具有温通气机、开窍醒神作用的苏合香丸才对证。另外，中风急性期还有属于脱证的患者，其病情较为危重，表现为口开眼合、撒手遗尿、汗出不止、气微肢冷、脉微欲绝，神志不清或昏迷，也不能用安宫牛黄丸治疗，只能用回阳救脱之剂参附汤加味治疗。

由上可以看出，安宫牛黄丸不能说成是防治或抢救中风的特效药，但对中风阳闭证出现神志不清、高热甚至昏迷者，应用安宫牛黄丸是有良好效果的，关键是对证应用。从中医辨证的角度来说，中风急重证有阳闭证、阴闭证和脱证之不同情况存在，安宫牛黄丸只适应于中风阳闭证之患者，阴闭证和脱证并非安宫牛黄丸所适宜。

就人参再造丸、华佗再造丸、消栓再造丸等再造丸来说，它们是治疗中风后遗症常用的中成药，其功效较为全面，如具有息风通络、行气活血、清热化痰、祛风胜湿、补气养血等功效，对中风后遗症效果良好，不过不同的功效不尽相同，它们各有所偏，临床应用时也应根据病情辨证选用，切不可一见中风后遗症就不加分析地给予再造丸治疗。人参再造丸、华佗再造丸、消栓再造丸等虽然治疗中风后遗症有较好的疗效，但由于中风后遗症取效较慢，多数难以彻底康复，单纯采用服用再造丸的方法也是不可取的，再造丸并不能算是治疗中风后遗症的特效药。对于中风后遗症的治疗，宜采取综合疗法，如在中药内服治疗的基础上配合以肢体功能训练、语言训练、针灸疗法、按摩疗法等，以最大限度地促进中风后遗症的康复。

17 如何用针灸疗法治疗中风之“中经络”？

咨询：我是医院内科病房的医生，前段时间参加医院医生实用中医技术培训，授课老师介绍了用针灸疗法治疗中风，我经常遇到中风之“中经络”的患者，准备在西医治疗的同时配合针灸疗法治疗，请您给我讲一讲如何用针灸疗法治疗中风之“中经络”？

解答：这里首先告诉您，在西医治疗的同时配合针灸疗法进行治疗，确实能够提高治疗中风的效果。下面给您简单介绍一下如何用针灸疗法治疗中风之“中经络”，希望对您有所帮助。

中风之“中经络”病情相对较轻，其治疗应以通经活络、祛风化痰、养阴清热为主要原则，根据半身不遂、口眼㖞斜的不同情况，进行治疗。

（1）半身不遂

主穴：上肢取肩髃、曲池、外关、合谷、手三里、阳溪等穴；下肢取环跳、阳陵泉、足三里、解溪、昆仑、风市、承山等穴。

配穴：肘部拘挛者加曲泽；腕部拘挛者加大陵、内关；膝部拘挛者加曲泉；踝部拘挛者加太溪；手指拘挛者加八邪；足趾拘挛者加八风；语言謇涩者加廉泉、通里；肌肤不仁者可用皮肤针轻叩患部。

应用：一般均刺病侧穴位，也可先针健侧，后针病侧，即“补健侧，泻患侧”。通常每次取穴不宜过多，可轮流使用，或选用 1~2 个主穴，再配若干配穴。需辨证选穴施针，强调补泻迎随等手法。初病时每日针刺 1 次，恢复期及后遗症可隔日针刺 1 次，通常每次留针 20~30 分钟，2 周为 1 个疗程，休息 3~5 日后可进行下 1 个疗程。为了提高疗效，可用电针或结合中风治疗仪。

（2）口眼㖞斜

主穴：地仓、颊车、合谷、内庭、太冲、承泣、攒竹、风池。

配穴：按口眼㖞斜的具体情况，选择配用牵正、水沟、阳白、下关等。流涎者加承浆；多愁者加内关；语言謇涩者加廉泉、通里。

应用：针灸治疗口眼㖞斜面部取穴较多，由于头部的作用等情况特殊，加之肌肉浅薄，其治疗通常用透刺法，如地仓透颊车、透承浆等，同时有的不宜留针，如廉泉、哑门等穴，临证时必须特别注意。一般初病时针患侧，用泻法；久病则取双侧，用补法。初病时每日针刺 1 次，恢复期及后遗症可隔日针刺 1 次，通常 2 周为 1 个疗程。

18 如何用针灸疗法治疗中风之“中脏腑”？

咨询：我在医院针灸理疗室工作，主要从事针灸疗法治疗颈肩腰腿痛之类的慢性病，今天神经内科主任邀请我参加中西医结合治疗中风的临床研究，我擅长的是针灸治疗中风之“中经络”以及中风后遗症，我要咨询的是如何用针灸疗法治疗中风之“中脏腑”？

解答：中风之“中脏腑”是中风之重症，对中脏腑的患者，首先应分清闭证与脱证，因为二者的病机和治法是完全不同的。闭、脱二证乃中风之急危证候，必须采取综合性的措施，中西医结合，争分夺秒地积极救治，针灸疗法只是诸多治疗方法中的一种。下面简单介绍一下如何用针灸疗法治疗中风之“中脏腑”，供您参考。

（1）闭证

主穴：水沟、十二井、太冲、丰隆、劳宫、百会。

配穴：牙关紧闭者加地仓、颊车、合谷；小便失禁者加水道、三阴交、足三里；吞咽困难者加照海、天突。

应用：闭证由肝阳暴张、气血上逆、夹痰蒙闭心窍所致，治疗宜宣闭开窍、降火化痰、祛风行气。针灸治疗以针刺为主，强刺激，其中十二井穴宜用三棱针急刺放血，其余则行针用泻法，或只泻不补，或先补后泻，或得气即泻。可先刺水沟，反复运针，无效时再选用其他穴位，一般要求留针和加强手法，以神清为度。闭证属实证，其救治重点应集中在开窍祛邪醒神上，促使患者清醒是第一位的。待患者神志清醒后，再根据情况进行其他处理。

（2）脱证

主穴：关元、神阙（隔盐灸）、水沟、涌泉、承浆、气海、命门。

配穴：虚汗不止者加阴郄；小便失禁者加水道、三阴交、足三里；鼾睡不醒者加申脉。若出现内闭外脱之证，可根据情况灵活选用水沟、气海、足三里等穴。

应用：脱证乃阴阳气血欲脱之中风危候，属于虚证，治疗急宜固脱，应把扶正固脱、挽救生命放在首位，可采用回阳固脱、补益元气的方法，以灸治为主。可先刺水沟、涌泉、承浆，不留针，灸关元、神阙、气海、命门，壮数不限，其针刺均用补法，以轻浅刺激为主。由于脱证较之闭证更危重，病死率高，所以一般都主张采取综合措施救治，针灸疗法只是其中的一个方面，临证时要切记。

19 治疗中风后遗症常用的针刺处方有哪些？

咨询：我半年前突发中风，虽经积极治疗，还是遗留了后遗症半身不遂，听说针灸治疗中风后遗症的效果不错，一周前我开始配合针刺治疗，我发现每次针刺治疗的穴位并不一样，咨询医生说针刺是有处方的，我想了解一下治疗中风后遗症常用的针刺处方有哪些？

解答：就像您看到的那样，针刺治疗中风并不是每次都用相同的穴位，也需根据病情辨证立法，制定针刺处方。用于治疗中风后遗症常用的针刺处方有很多，有经验的针灸医生会根据病情的需要灵活选用，作为患者是很难掌握的，即使您知道针刺处方，操作的手法不同，其作用也不一样。下面给您介绍几个治疗中风后遗症的针刺处方，供您参考。

处方一

取穴：上肢第一组取臂臑、极泉、少海、天井、后溪穴，第二组取臂中、曲池、四渎、外关、合谷穴；下肢第一组取伏兔、风市、三阴交、悬钟、丘墟穴，第二组取环跳、髀关、阳陵泉、足三里、解溪穴。语言不利加取涌泉、通里、增音穴；口眼㖞斜加取牵正、太阳、地仓、承浆穴。

操作：患者取适当的体位，局部常规消毒后，用中等刺激，采取平补平泻手法进行针刺治疗。针刺得气后留针 20 分钟左右，留针期间行针 2~3 次，两组上、下肢穴位交替使用，通常每日治疗 1 次，10 次为 1 个疗程。

适应证：中风后遗症半身不遂。

处方二

取穴：金津、玉液、内关、通里、廉泉、三阴交。

操作：患者取适当的体位，局部常规消毒后，进行针刺治疗。金津、玉液穴点刺放血，内关、通里、廉泉、三阴交穴采用平补平泻手法针刺，其中内关、通里、三阴交穴得气后留针 20 分钟，廉泉穴不留针（针刺廉泉穴应向舌根斜刺 0.5~0.8 寸），留针期间行针 2~3 次。每日治疗 1 次，14 次为 1 个疗程。

适应证：中风后遗症肾虚精亏型语言不利。

处方三

取穴：地仓、颊车、合谷、内庭、太冲、牵正、水沟、下关。

操作：患者取适当的体位，局部常规消毒后，用中等刺激，采用平补平泻手法进行针刺治疗。通常先单刺病侧，针刺 5 次后左右两侧均刺，针刺得气后宜留针 20 分钟左右，留针期间行针 2~3 次。每日治疗 1 次，14 次为 1 个疗程。

适应证：中风后遗症口眼㖞斜。

处方四

取穴：神门、金津、玉液、廉泉、大椎、百会。

操作：患者取适当的体位，局部常规消毒后，用中等刺激，采用平补平泻手法进行针刺治疗。其中神门、百会穴得气后留针 20 分钟，金津、玉液、廉泉、大椎穴不留针，每日治疗 1 次，14 次为 1 个疗程。针刺大椎穴宜向上斜刺 0.5~1 寸，廉泉穴应向舌根斜刺 0.5~0.8 寸，金津、玉液则宜点刺放血。

适应证：中风后遗症风痰阻络型语言不利。

处方五

取穴：主穴取肩髃、臂臑、腋缝、胛缝、曲池、少海、外关、内关、阳池、大陵、合谷、劳宫、环跳、风市、阳关、曲泉、阳陵泉、阴陵泉、绝骨、三阴交、昆仑、太溪、太冲、涌泉。配穴上肢取肩髎、后溪；下肢取阴市、悬钟；语言不利加增音、廉泉、通里。

操作：患者取适当的体位，局部常规消毒后，进行针刺治疗。通常选取上述手足十二主穴，用 2~3 寸长针透穴强刺激，每日或隔日治疗 1 次，10 次为 1 个疗程。针刺时肩髃透臂臑，腋缝透胛缝，曲池透少海，外关透内关，阳池透大棱，合谷透劳宫，环跳透风市，阳关透曲泉，阳陵泉透阴陵泉，绝骨透三阴交，昆仑透太溪，太冲透涌泉穴。同时上肢可轮换配用肩髎、后溪穴，下肢轮换配用阴市、悬钟，语言不利加用增音、廉泉、通里穴。

适应证：中风后遗症半身不遂。

处方六

取穴：颧髎、四白、迎香、地仓、牵正、颊车、水沟。

操作：患者取适当的体位，局部常规消毒后，用中等刺激，采用平补平泻手法进行针刺治疗。通常先单刺病侧，针刺 1 周后左右两侧均刺，针刺得气后宜留针 20 分钟左右，留针期间行针 2~3 次。每日或隔日治疗 1 次，14 次为 1 个疗程。

适应证：中风后遗症口眼㖞斜。

处方七

取穴：廉泉、通里、三阴交、太溪、合谷。

操作：患者取适当的体位，局部常规消毒后，用中等刺激，采用平补平泻手法进行针刺治疗。其中通里、三阴交、太溪、合谷穴得气后留针 20 分钟，每隔 5 分钟行针 1 次，廉泉穴不留针（针刺廉泉穴应向舌根斜刺 0.5~0.8 寸），每日治疗 1 次，15 次为 1 个疗程。

适应证：中风后遗症肾虚精亏型语言不利。

处方八

取穴：上肢取大杼、肩髃、曲池、手三里、外关、合谷、曲泽、内关、大陵穴，下肢取环跳、风市、髀关、伏兔、阳陵泉、足三里、悬钟、昆仑、丘墟、三阴交、委中、曲泉、阴陵泉、太冲穴。语言不利加取涌泉、通里穴；口眼㖞斜加取牵正、地仓、承浆穴。

操作：患者取适当的体位，局部常规消毒后，进行针刺治疗。通常每次选取上、下肢各 5~6 个穴位，针刺用中等刺激，采用平补平泻手法，针刺得气后留针 20 分钟，留针期间行针 2~3 次，每日治疗 1 次，10~14 次为 1 个疗程。

适应证：中风后遗症半身不遂。

处方九

取穴：廉泉、通里、三阴交、哑门。

操作：患者取适当的体位，局部常规消毒后，用中等刺激，采用平补平泻手法进行针刺治疗。其中通里、三阴交穴针刺得气后留针 20 分钟，哑门、廉泉穴不留针，每日治疗 1 次，14 次为 1 个疗程。在针刺哑门穴时，患者头稍低，直刺，对准口部缓慢进针，深 0.5~1 寸，不可向上斜刺或深刺，也不宜提插捻转，由于深部接近延髓，必须严格掌握针刺的角度和深度；针刺廉泉穴则宜向舌根斜刺 0.5~0.8 寸。

适应证：中风后遗症风痰阻络型语言不利。

处方十

取穴：地仓、颊车、合谷、阳白、四白。

操作：患者取适当的体位，局部常规消毒后，用中等刺激，采用平补平泻手法进行针刺治疗。通常左右两侧均刺，针刺得气后，留针 20 分钟左右，留针期间行针 2~3 次。每日或隔日治疗 1 次，14 次为 1 个疗程。

适应证：中风后遗症口眼㖞斜。

20 治疗中风后遗症可选用哪些艾灸处方？

咨询： 自己做艾条用艾灸调治慢性病在我们家乡很普遍，我父亲半年前突发中风，经积极治疗命保住了，可还是遗留了后遗症半身不遂，我准备用艾灸的方法给他调理一段时间，但不知道艾灸处方，请问治疗中风后遗症可选用哪些艾灸处方？

解答：艾灸疗法取材方便，简单易学，疗效可靠，确实能调治中风后遗症。艾灸疗法治疗中风后遗症，应当根据病情的不同恰当选用艾灸的穴位处方，通常是由医生治疗操作的。您想了解治疗中风后遗症可选用哪些艾灸处方，下面给您介绍几个临床常用者，供您参考。

处方一

取穴：肩井、肩髃、曲池、手三里、合谷、环跳、足三里、绝骨、三阴交、阳陵泉。

操作：患者取适当的体位，每次在患侧上、下肢各选 2~3 个穴位，上述穴位交替选取，采用艾条温和灸的方法进行治疗。通常每次每穴熏灸 5~10 分钟，以使局部有温热感而无灼痛，至皮肤稍起红晕为度，每日或隔日治疗 1 次，10 次为 1 个疗程。

适应证：中风后遗症半身不遂。

处方二

取穴：天突、灵道、阴谷、复溜、丰隆、然谷、百会、气海、关元。

操作：患者取适当的体位，每次选 3~6 个穴位，上述穴位交替选取，采用艾条温和灸的方法进行治疗。通常每次每穴熏灸 3~5 分钟，以使局部有温热感而无灼痛，至皮肤稍起红晕为度，每日或隔日治疗 1 次，10 次为 1 个疗程。

适应证：中风后遗症语言不利。

处方三

取穴：风池、颊车、地仓、颧髎、四白、阳白、合谷。

操作：患者取适当的体位，每次选 3~5 个穴位，上述穴位交替选取，采用艾条温和灸的方法进行治疗。通常每次每穴熏灸 3~5 分钟，以使局部有温热感而无灼痛，至皮肤稍起红晕为度，每日或隔日治疗 1 次，10 次为 1 个疗程。

适应证：中风后遗症口眼㖞斜。

处方四

取穴：肩髃、肩髎、曲池、外关、阳池、后溪、合谷、环跳、髀关、伏兔、风市、阴市、阳陵泉、足三里、绝骨、解溪、昆仑。

操作：患者取适当的体位，每次在患侧上、下肢各选 2~3 个穴位，上述穴位交替选取，采用艾条温和灸的方法进行治疗。通常每次每穴熏灸 5~10 分钟，以使局部有温热感而无灼痛，至皮肤稍起红晕为度，每日或隔日治疗 1 次，10 次为 1 个疗程。

适应证：中风后遗症半身不遂。

处方五

取穴：地仓、颊车、下关、翳风、阳白、外关、养老、合谷、足三里、昆仑、内庭。

操作：患者取适当的体位，每次选 4~6 个穴位，上述穴位交替选取，采用艾条温和灸的方法进行治疗。通常每次每穴熏灸 3~5 分钟，以使局部有温热感而无灼痛，至皮肤稍起红晕为度，每日或隔日治疗 1 次，10 次为 1 个疗程。

适应证：中风后遗症口眼㖞斜。

处方六

取穴：肩髃、曲池、合谷、外关、环跳、足三里、解溪、阳陵泉、昆仑。

操作：患者取适当的体位，每次在患侧上、下肢各选 2~3 个穴位，上述穴位交替选取，采用艾条温和灸的方法进行治疗。通常每次每穴熏灸 5~10 分钟，以使局部有温热感而无灼痛，至皮肤稍起红晕为度，每日或隔日治疗 1 次，10 次为 1 个疗程。

适应证：中风后遗症半身不遂。

处方七

取穴：主穴取肩髃、曲池、合谷、环跳、阳陵泉、足三里、委中。语言不利配廉泉、通里；口眼㖞斜配地仓、颊车、太冲。

操作：患者取适当的体位，采用艾条温和灸的方法进行治疗。通常每次每穴熏灸 3~5 分钟，以使局部有温热感而无灼痛，至皮肤稍起红晕为度，隔日治疗 1 次，10 次为 1 个疗程。

适应证：中风后遗症。

处方八

取穴：神阙、颊车。

操作：患者取适当的体位，采用艾柱间接灸的方法进行治疗。操作时取皂角末适量，用食醋调制成小圆饼，置于神阙、颊车穴上，放艾柱各灸 5~10 壮。通常隔日治疗 1 次，10 次为 1 个疗程。

适应证：中风后遗症口眼㖞斜。

处方九

取穴：上肢取曲池、内关、合谷，下肢取阳陵泉、足三里、三阴交。口眼㖞斜者加地仓、颊车、下关。

操作：患者取适当的体位，采用艾条温和灸的方法进行治疗。通常每次每穴熏灸 3~5 分钟，以使局部有温热感而无灼痛，至皮肤稍起红晕为度，隔日治疗 1 次，10 次为 1 个疗程。

适应证：中风后遗症。

处方十

取穴：神阙、关元、足三里、绝骨、肾俞、曲池、颊车、合谷、三阴交。

操作：患者取适当的体位，每次选 3~5 个穴位，上述穴位交替选取，采用艾柱隔姜灸的方法进行治疗。操作时将生姜片置于选取的穴上，放艾柱各灸 5~7 壮。通常隔日治疗 1 次，5~7 次为 1 个疗程。

适应证：中风后遗症。

21 拔罐有助于中风的治疗康复吗？

咨询：我母亲因突发中风正在中医院住院治疗，自从母亲得病后，我特别关注有关中风的防治知识，我知道针灸、按摩能治疗调养中风，听说拔罐也能改善肢体运动功能，有助于中风的治疗和康复，我是将信将疑，我要咨询的是拔罐有助于中风的治疗康复吗？

解答：这里首先告诉您，拔罐确实能改善肢体运动功能，有助于中风的治疗和康复。拔罐疗法又称“负压疗法”“吸筒疗法”，是以罐为工具，利用燃烧、蒸汽、抽气等，使罐中形成负压，把罐吸附于施术部（穴）位，产生温热、负压等刺激，造成局部充血、瘀血现象，以达到治疗疾病目的的一种独特防病治病方法。

拔罐疗法是中医学的一个重要组成部分，有着悠久的历史。拔罐疗法在我国古代称为“角法”，当时是用牛、羊角制成罐具来拔罐的，晋代医学家葛洪所著的《肘后方》中就提到了“角法”，这可以说是有关拔罐疗法最早的文字记载。以后罐具逐渐从牛、羊角发展成为用陶瓷、竹木、玻璃等材料制成，而且根据病情和部位分为大小不同的多种规格。拔罐疗法取材方便，简单易学，无需很多特殊的贵重设备，家庭中随处可得的罐、瓶都可作为拔罐工具进行治疗，而且疗效可靠，使用安全，是深受人们喜欢，在我国民间应用最广、最具特色的外治方法。

拔罐疗法具有疏通经络、温经散寒、祛风除湿、活血化瘀、消肿止痛、调和阴阳、调整脏腑功能等作用，不但用于治疗颈椎病、肩周炎、落枕、软组织损伤、腰腿痛、肌肉痉挛等外伤科疾病，也用于支气管哮喘、高血压、头痛、失眠、中风及其后遗症、感冒等内科疾病。拔罐疗法确实有助于中风的治疗康复，对中风尤其是中风后遗症患者来说，通过选取适当的穴位进行拔罐治疗，可调节神经系统功能，促进血液循环，改善或消除肢体麻木、疼痛、活动不便等症状，促进病体康复。

22 有助于中风患者康复的拔罐方法有哪些?

咨询: 我父亲3月前突发中风，经治疗命是保住了，不过遗留有半身不遂，听说拔罐能缓解肢体麻木，改善肢体运动功能，有助于中风患者的康复，想用拔罐的方法调理一段时间，但还不清楚具体怎样拔罐，请您给我讲一讲有助于中风患者康复的拔罐方法有哪些?

解答: 拔罐确实能缓解肢体麻木，改善肢体运动功能，有助于中风患者的康复。应当注意的是拔罐治疗选穴要准确、操作方法要恰当，最好在医生的指导下进行。下面介绍几组调治中风的拔罐处方，希望对您有所帮助。

方法一

取穴：肩髃、臂臑、曲池、丘墟、阳陵泉、环跳、阳池。

操作：患者取适当的体位，每次上、下肢各选1~2个穴位，充分暴露拔罐处皮肤，局部常规消毒后，用闪火法或投火法将大小合适的罐具吸拔于所选取的穴上。通常每次每穴留罐10分钟，上述穴位交替选用，每日拔罐1次，10~15次为1个疗程。

适应证：中风及其后遗症以半身不遂为主要表现者。

方法二

取穴：大椎、膈俞、心俞、肝俞、环跳、阳陵泉、足三里、肩髃、肩贞、曲池。

操作：患者依所取穴位的不同采取相应舒适的体位，每次背部及上、下肢各选 1 个穴位，充分暴露拔罐处皮肤，局部常规消毒后，用闪火法将大小合适的罐具吸拔于所选取的穴位上。通常每次每穴留罐 10~15 分钟，上述穴位交替选用，每日拔罐 1 次，10~15 次为 1 个疗程。

适应证：中风及其后遗症以半身不遂为主要表现者。

〖方法三〗

取穴：肩髃、肩贞、中府、曲池、外关、大肠俞、风市、三阴交、阳陵泉、足三里。

操作：患者取适当的体位，依疼痛部位的不同选择上述不同的腧穴，充分暴露拔罐处皮肤，局部常规消毒后，用闪火法将大小合适的罐具吸拔于所选取的穴位上。通常每次每穴留罐 10~15 分钟，上述穴位交替选用，每日拔罐 1 次，10~15 次为 1 个疗程。

适应证：中风半身不遂患肢疼痛者。

〖方法四〗

取穴：肩髃、曲池、外关、环跳、伏兔、阴市。

操作：患者取适当的体位，充分暴露拔罐处皮肤，局部常规消毒后，用闪火法将大小合适的罐具吸拔于所选取的穴位上。通常每次每穴留罐 10 分钟，每日拔罐 1 次，10~15 次为 1 个疗程。

适应证：中风及其后遗症以半身不遂为主要表现者。

方法五

取穴：大椎、心俞、肝俞、肩贞、曲池、环跳、足三里。

操作：患者取适当的体位，每次于背部及上、下肢各选取1个穴位，充分暴露拔罐处皮肤，局部常规消毒后，用抽气法、闪火法或投火法将大小合适的罐具吸拔于所选取的穴位上。通常每次每穴留罐10~15分钟，每日拔罐1次，10~15次为1个疗程。

适应证：中风及其后遗症半身不遂合并有高血压者。

方法六

取穴：大杼、肩髃、肩髎、曲池、手三里、外关、合谷、环跳、风市、伏兔、阳陵泉、足三里、悬钟、委中、丰隆、三阴交、阴陵泉。

操作：患者取适当的体位，每次上、下肢各选3~5个穴位，充分暴露拔罐处皮肤，局部常规消毒后，用抽气法将大小合适的抽气罐吸拔于所选取的穴上。通常每次每穴留罐10分钟，上述穴位交替选用，每日拔罐1次，10~15次为1个疗程。

适应证：中风及其后遗症以半身不遂为主要表现者。

23 应用拔罐疗法调治中风应注意什么？

咨询：我患中风已半年，现在是天天吃药、坚持锻炼，不过还是右下肢麻木、活动不便，听说拔罐疗法能调治中风，改善肢体运动功能，孩子购买个拔罐器，让用拔罐的方法调理一段时间，我知道拔罐也有注意事项，我要问的是应用拔罐疗法调治中风应注意什么？

解答：正像您听说的那样，拔罐疗法确实能调治中风，改善肢体运动功能。您想知道应用拔罐疗法调治中风应注意什么，对避免拔罐不当引发不良反应是十分必要的。为了保证拔罐疗法调治中风安全有效，避免不良反应发生，在应用拔罐疗法调治中风时，应注意以下几点。

（1）患者要选择舒适、适当的体位，拔罐过程中不能移动体位，以免罐具脱落；要根据不同部位选择不同口径的罐具，注意选择肌肉丰满、富有弹性、没有毛发及局部平整的部位，以防掉罐，拔罐动作要稳、准、快。应用投火法时，应避免烫伤皮肤；应用刺络拔罐时，勿使出血量过大。

（2）要注意拔罐的禁忌证，皮肤有溃疡、水肿及大血管相应的部位不宜拔罐，孕妇的腹部和腰骶部也不宜拔罐，常有自发性出血或损伤后出血不止的患者也不宜使用拔罐法。

（3）在拔罐治疗时，应进行严格消毒，防止感染及乙型肝炎等传染病的发生，刺络拔罐法更应注意。拔罐时要保持室内温暖，防止受凉感冒；拔罐后应避免受凉和风吹，注意局部保暖。

（4）坐罐时应注意掌握时间的长短，以免起疱；起罐时用一手握罐，另一手以指腹按压罐旁皮肤，待空气进入罐中，消除负压，即可将罐取下，切忌用力硬拔。如果上次拔罐后局部出现的瘀血尚未消退，则不宜在原处再拔罐。

（5）拔罐后局部皮肤出现发红、发紫属于正常现象，可在局部轻轻按揉片刻，不必特殊处理；如果局部皮肤出现小的破溃，也可不做特殊治疗，但应注意保持局部皮肤的清洁与干燥，防止发生细菌感染；对于较大的皮肤糜烂破溃，应将局部消毒处理后，用消毒的纱布敷盖，松轻包扎，避免感染化脓。

（6）拔罐疗法调治中风的作用有限，单独应用者少见，临床中应注意与药物治疗、按摩疗法、运动锻炼以及饮食调理等治疗调养方法配合应用，以提高临床疗效。

24 按摩有助于中风的治疗康复吗？

咨询： 我1个月前突发中风，经治疗病已明显好转并稳定，现在除右下肢麻木、活动不便外，别无不适，听说在药物治疗的同时配合按摩，能恢复瘫痪肢体功能，有助于中风的治疗康复，我想按摩一段时间，又不太相信，请您告诉我按摩有助于中风的治疗康复吗？

解答：正像您听说的那样，按摩的确能恢复中风患者瘫痪肢体的功能，有助于中风的治疗和康复。按摩又称推拿，是通过按、压、摩等手法作用于人体体表的特定穴位或部位，给机体一定的良性刺激，以调节机体的生理、病理状态，达到防病治病目的的一种传统治疗手段，也是中医独具特色的治疗方法之一。

按摩治病在我国已有悠久的历史，由于其方法简便，行之有效，适应证广泛，不需要耗费过度的精力，不增加患者的经济负担，也不会产生明显的不良反应，可随时随地来做，深受人们的欢迎。按摩疗法不仅可治疗跌打损伤、腰膝酸痛等外伤科疾病，也可治疗内科、儿科、妇科等疾病。随着研究的不断深入，按摩的应用范围日益扩大，按摩的方法不断变换增多，近年来更有高级电子按摩器、多功能按摩器等新的按摩器具不断涌现。现今，按摩不仅是中医治疗疾病的常用方法，也是现代家庭用以解除疲劳、缓解病痛和保健强身的重要手段，更是一种享受。

按摩确实有助于中风的治疗康复。按摩具有较好的通经络、行气血、舒筋骨、调脏腑等作用，通过按摩可改善肌肉组织营养，消除疲劳，防止肢体僵直及肌肉萎缩，增加关节活动度，对中风患者病残肢体功能的恢复是极其有利的。按摩调治中风以恢复肢体功能为主要目的，其具体操作方法多种多样，各有所长，各具特色，临床中可根据病情的不同，有针对性地选用，并可与药物治疗、针灸疗法、运动锻炼、饮食调理等其他治疗调养方法相配合，以发挥综合治疗的优势，提高临床疗效。

25 中风偏瘫患者怎样进行家庭按摩?

咨询: 我父亲半月前因中风在医院住院，经治疗除左下肢麻木、活动不便外，别无不适，医生建议出院继续调养康复，听说中风偏瘫患者通过家属定时给予按摩，能预防肢体畸形和挛缩，促进瘫肢功能恢复，请您给我介绍一下中风偏瘫患者怎样进行家庭按摩?

解答: 由于中风偏瘫患者瘫肢运动功能障碍，自我按摩往往比较困难，此时家庭成员应定时给予按摩，以预防肢体畸形和挛缩，促进瘫肢功能的恢复。

通常开始时宜采用安抚性的推摩、擦摩、轻揉和揉捏等手法，避免过强刺激加重肌肉痉挛，在患者能主动制止肌肉的不自主收缩时，便可采用较深入有力的揉捏、擦摩等手法。按摩的重点是患侧肢体，按摩上肢时应包括肩带肌肉，以消除常见内收挛缩现象。按摩应注意与运动疗法相结合，作为 1 次治疗的开始或结束，以提高疗效。中风偏瘫患者的家庭按摩，可按以下方法进行。

（1）患者取仰卧位，按摩者站在其右侧，用右手拇指按揉膻中、中脘、关元等穴。每穴按摩 1 分钟，手法适中。接着按摩者用两手由上而下捏拿患者瘫痪的上肢肌肉，然后重点按揉和捏拿肩关节、肘关节、腕关节，用左手托住患者的腕部，用右手捋患者的手指，每次 5 分钟。然后按摩者用两手由上而下捏拿患者瘫痪的下肢肌肉，重点捏拿和按揉髋、膝、踝关节，并用手掌将下肢轻抚几遍，每次 5 分钟。

（2）患者取俯卧位，按摩者站在其右侧，用两手拇指按揉背部脊柱两侧，由上至下进行，并用手掌在背腰部轻抚几遍，每次 5 分钟。然后按摩者用两手由上而下捏拿患者瘫痪的臀部及下肢后侧的肌肉群，轻抚几遍，每次 5 分钟。

（3）患者取坐位，按摩者站在患者的背面，按摩风池、翳风、肩井穴，再按揉肩背部，并轻抚几遍，每次 5 分钟。

应当注意的是，按摩的手法需刚柔兼施，禁忌使用粗暴动作，只要持之以恒地坚持按摩，定能收到好的疗效。

26 怎样用自我矫正按摩法调治中风后口眼㖞斜？

咨询：我两周前因突发中风在中医院住院，经治疗除仍有口眼㖞斜外，其他诸如右下肢麻木无力等症状均已消除，医生建议出院后在药物治疗的同时配合自我矫正按摩进行调理，以尽快纠正口眼㖞斜，我要问的是**怎样用自我矫正按摩法调治中风后的口眼㖞斜？**

解答：自我矫正按摩法以印堂、攒竹、阳白、睛明、四白、迎香、下关、颊车、地仓为重点治疗穴位，进行自我按摩。此法具有疏通面部经络气血，恢复面部肌肉正常功能，纠正口眼㖞斜之功效，适用于调治中风后口眼㖞斜的患者。

操作时患者取仰卧位，用一指禅推法自印堂、攒竹、阳白、睛明、四白、迎香、下关、颊车至地仓穴，往返治疗 3~5 次，并用揉法或擦法，先患侧后健侧治疗面部，以出现酸胀温热感为度；然后微抬下巴，两手掌分别放在两侧面部，先拉扯健侧的肌肉，使其往麻痹一侧移动；再推摩患侧肌肉，同时将健侧的肌肉从下巴处往上提起；继而两眼轻闭，推摩眼轮匝肌，围着眼圈，患侧从上往外再往下，健侧从下往内再往上；并用食指夹压在鼻翼上，对鼻肌做直线形推摩，患侧往下推摩，健侧往上推摩；而后两手示指、中指尖分别压在下颌上，揉捏肌肉，揉捏患侧时朝健侧并下拉，揉捏健侧叶朝向患侧并上提；同时屈指，两手食指、中指及环指分别敲击两侧面部；接着大拇指和食指夹住鼻翼，吸气时轻压鼻翼，使吸入空气有一定的阻力，反复做 10~12 次，并将麻木一侧的嘴角用手推开，使牙齿露出来，反复做 8~10 次；最后吸气时鼓腮，屏住呼吸 10 秒钟，对着镜子，保持面部各部位的对称性，然后呼气，重复做3~5次；并用舌头在左右两腮各做绕圈运动 8~12 次，结束治疗。

采用自我矫正按摩法调治中风后口眼㖞斜，通常每次操作 30 分钟左右，每日治疗 1 次，15 次为 1 个疗程。

27 怎样用点穴捏筋拍打法调治中风后偏瘫？

咨询： 我父亲1个月前突发中风，虽经积极抢救治疗，还是遗留下右下肢麻木、活动不便的症状，听说用点穴捏筋拍打法能调治中风后偏瘫，促进病残肢体功能的恢复，我想了解一下，准备找按摩师给他按摩一段时间，我要咨询的是怎样用点穴捏筋拍打法调治中风后偏瘫？

解答： 点穴捏筋拍打法以大椎、肩井、肩髎、曲池、合谷、环跳、委中、阳陵泉、足三里、承山、解溪穴为重点穴位，以点穴、捏筋和拍打为主要手法，进行按摩治疗。此法具有舒筋通络，促进病残肢体功能恢复的功效，适用于调治中风后半身不遂的患者。下面是操作方法。

患者取仰卧位，术者立于患者的患侧，先由上到下逐个按揉大椎、肩井、肩髎、曲池、合谷、环跳、委中、阳陵泉、足三里、承山、解溪穴，每穴约1分钟。

然后患者取俯卧位，采用捏筋拍打法进行治疗。捏筋拍打法的操作方法是先找准背部3条纵线，即后背正中线及两侧线，正中线起于第7颈椎，止于尾骶骨处，相当于人体督脉经，左侧线和右侧线分别起于左右肩胛部，沿脊柱两侧至尾骶骨处，相当于行走于两侧的足太阳膀胱经。找准线后，用双手拇指用力旋转揉按背部3条线，对体质较胖者也可用跪指揉法，然后再用掌揉法按揉背部 3 条线，同时还可在背部 3 条线上施行拍打法，从上往下拍打。

下肢偏瘫者，配合拿法、捏法，拿捏患肢后肌群及筋腱，可用单手或双手拿捏，以患者感觉酸胀舒适为度。上肢瘫者，以拿捏上臂、前臂、腕掌部屈肌及筋腱为主，同时也拿捏上臂、前臂、掌背部肌肉及筋腱。

应用点穴捏筋拍打法调治中风后偏瘫，通常每次操作 30~40 分钟，每日治疗 1 次，15 次为 1 个疗程。

28 怎样用病残上下肢按摩法调治中风后偏瘫？

咨询： 我是个中医爱好者，喜欢用按摩调理慢性病，我的朋友 1 月前突发中风，经治疗命是保住了，可还是遗留了左下肢偏瘫，报纸上介绍用病残上下肢按摩法能调治中风后偏瘫，我准备给他试一试，请问怎样用病残上下肢按摩法调治中风后偏瘫？

解答： 病残上下肢按摩法以肩髃、曲池、手三里、外关、合谷、环跳、风市、委中、阳陵泉、承山为重点治疗穴位进行按摩。此法具有行气活血、疏通经络、恢复病残肢体功能的功效，适用于中风半身不遂的患者，不论是中风急性期、恢复期还是后遗症期，均可应用。

对上肢进行治疗时，患者取坐位，急性期以拿捏法、搓法为主，先用拿捏法以肩关节、肘关节、腕关节和肩髃、曲池、手三里、外关、合谷穴为重点，从肩胛部至腕部进行拿捏；然后用搓法进行搓揉，在进行手法治疗的同时，配合各关节的伸屈活动。恢复期的患者以搓法、捻法为主，从肩胛部至腕部先用搓法进行快速搓揉；然后用捻法捻搓手指，并配合各关节的伸屈活动，同时点按上述各穴。后遗症期的患者则以拿捏法、捻法为主，先从肩胛部至腕部进行缓和而有连续性的拿捏；再对手指进行捻搓，并结合各关节的伸屈活动，同时按揉上述各穴。

对下肢进行治疗时，患者取仰卧位或坐位，急性期以拿捏法、搓法为主，先用拿捏法以髋关节、膝关节和环跳、风市、委中、阳陵泉、承山为重点，从臀部至踝部进行由轻而重的拿捏；然后用搓法进行搓揉，并配合各关节的伸屈活动。恢复期的患者以搓法、捻法为主，从臀部至踝关节先进行搓揉；然后用捻法捻动足趾，并配合各关节的伸屈活动，同时点按上述各穴。后遗症期的患者则以拿捏法、捻法为主，先从臀部至踝关节进行拿捏；再用捻法对足趾进行捻搓，并结合各关节的伸屈活动，同时按揉上述各穴。

应用病残上下肢按摩法调治中风后偏瘫，通常每次上肢治疗 15~20 分钟，下肢治疗 20~25 分钟，每日治疗 1 次，15 次为 1 个疗程。

29 怎样用按摩法调治中风后语言不利？

咨询：我 3 周前因脑梗死到医院住院，经治疗右下肢麻木无力的情况明显改善了，不过说话还是舌根发硬、语言不利，我知道脑梗死就是中医所说的中风，听说用按摩法能调治中风后语言不利，我准备试一试，我要咨询的是**怎样用按摩法调治中风后语言不利？**

解答：这里首先告诉您，用按摩法确实能调治中风后语言不利。按摩调治语言不利，以廉泉、天突、人迎、水突、气舍、扶突、天鼎、风池、风府、哑门、颈华佗夹脊、肩井穴为重点治疗穴位进行按摩，此法能改善局部血液循环、疏通咽喉经气、促进语言功能的恢复，适用于中风后出现语言不利的患者。

操作时患者取仰卧位，术者立于一侧，先以一指禅推法推廉泉穴至天突穴，往返 7~9 次；再用拿法轻快柔和地轻拿两侧人迎、水突、气舍、扶突、天鼎诸穴，时间为 5~8 分钟；然后改坐位，患者头稍后仰显露喉头结节，施术者立于一侧，一手扶在头部，另一手的拇指和食指指腹置于喉结两侧，两手指呈对称性有节奏的捻、揉、点，揉而动之，动而捻之，捻而旋转，以缓慢用力向下倾斜为佳（切忌暴力，按、捻、揉的时候不要损伤皮肤，唾液不要吐掉，要慢慢分 3 口咽下）；接着用一指禅推法推风池、风府、哑门 3 穴，时间为 3~5 分钟，并用拿法拿风池、肩井及颈华佗夹脊穴，以有酸胀感为度。

应用按摩治疗语言不利法调治中风后语言不利，通常每次操作 15~20 分钟，每日治疗 1 次，15 次为 1 个疗程。

30 应用按摩疗法调治中风应注意什么？

咨询：我 1 周前因突发右下肢麻木无力到医院就诊，经检查诊断为中风，正在住院静脉输液治疗，医生说在药物治疗的同时配合按摩能提高疗效，恢复肢体运动功能，我准备试一试，还不清楚按摩有哪些注意事项，我想知道应用按摩疗法调治中风应注意什么？

解答：按摩疗法轻松舒适，不需耗费过度的精力，不增加患者的经济负担，中风患者在药物治疗的同时配合适当的按摩，确实能提高疗效，恢复肢体运动功能。当然，若按摩不当，不仅难以达到应有的治疗保健效果，还会对人体造成伤害。为了获得满意的疗效，避免意外事故发生，在应用按摩疗法调治中风时，应注意以下几点。

（1）选择适宜环境体位：应用按摩疗法调治中风时，应选择在安静、幽雅、空气清新的环境中进行，要保持心平气和，采取放松舒适的体位。寒冷季节按摩时，应注意室内温度，以防受凉感冒。

（2）注意采用适宜手法：应用按摩疗法调治中风应根据病

情辨证论治，按补泻的不同正确施用手法，切不可不加分析地乱用。要根据不同的要求选用不同的手法，同时手法应力求轻柔和缓，动作宜轻、慢，节律要均匀，保持适宜的用力强度，用力不宜过大，切忌用重力或蛮力。自我按摩应在医生的指导下，在了解注意事项并掌握操作要领后进行。

（3）掌握按摩的适应证：要注意按摩治疗的适应证，严防有禁忌证的中风患者进行按摩治疗。中风患者病情稳定，无意识障碍及严重的心功能衰竭者，均可应用按摩疗法。对恢复期、后遗症期的患者尤为适宜，且疗效较好。

（4）按摩做到持之以恒：按摩疗法调治中风起效较慢，所以按摩要做到持之以恒，要有信心和耐心，从整体着眼、局部着手、长期按摩，保证按摩治疗的连续性，切忌三天打鱼两天晒网。只有坚持不懈地治疗，才能达到逐步减轻直至消除肢体痉挛疼痛、麻木不适、僵硬强直等自觉症状，促进肢体运动功能逐渐恢复的目的。

（5）注意配合其他疗法：按摩疗法虽然安全有效，但其调治中风的作用有限，取效较慢。为了提高临床疗效，在应用按摩治疗的同时，还应注意与药物、针灸、运动以及饮食调养等治疗调养方法配合，以充分发挥综合治疗的优势，提高临床疗效。

31 药物敷贴有助于中风的治疗康复吗？

咨询：我今年67岁，患中风已两个多月，现在在家中服药治疗和锻炼康复，听朋友说配合药物敷贴能改善中风患者的口眼㖞斜、肢体麻木不遂等症状，有助于中风的治疗和康复，我想了解一下药物敷贴法，请问**药物敷贴有助于中风的治疗康复吗？**

解答：正像您朋友说的那样，药物敷贴确实有助于中风的治疗康复。药物敷贴法简称药敷，是将药物经加工处理，敷于患部或穴位上，"外惹内效"，使外敷药物通过肌肤吸收或借助对穴位、经络的刺激作用，来治疗疾病的一种外治方法。

药物敷贴法在我国有着悠久的历史。春秋战国时期的《周礼·天官》就有运用外敷药物治疗疮疡的方法。《黄帝内经》中有用"白酒和桂，以涂风中血脉"的记载。晋代葛洪所著《肘后备急方》首次记载了用毛茛外敷治疗疟疾的方法。这些都是药物敷贴法的早期文字记载。到了清代，中药敷贴已趋成熟，中药外治论著大量涌现，如赵学敏的《串雅外编》、程鹏程的《急救广生集》等。清代外治宗师吴师机撰写的外治专著《理瀹骈文》广泛搜集整理前人的外治经验，收外治法近百种，载外治方1500余首，其中外敷药方200首，涉及内、外、妇、儿、五官、伤科等多种病证，并提出了"外治法可以统治百病""外治之理，即内治之理”的观点，大大促进了药物敷贴疗法的发展。现今，随着科技进步，医用器材的不断创新，药物敷贴法得到进一步发展，如中药离子导入疗法、涂布渗透疗法的应用等，极大地丰富了药物敷贴的内容。

药物敷贴法以取材简单、方便实用、安全有效、价格低廉、适应证广泛而著称，不仅可治疗所敷部位的病变，而且可以通过经络“内属脏腑，外络肢节，沟通表里，贯通上下”的作用，选择针对疾病的经络穴位，治疗全身性疾病，是中医最常用的治疗手段之一。药物敷贴确实有助于中风的治疗康复，中风患者通过药物外敷，可调节脏腑功能，恢复机体阴阳平衡，获得理气活血、舒筋通络、祛风化痰、清热平肝等功效，有助于纠正口眼㖞斜、语言不利，消除肢体麻木不适等症状，恢复瘫痪肢体的运动功能，对病体的康复有一定的促进作用。当然，药物敷贴也有其局限性，其调治中风的作用较弱，适应证有限，常需与其他治疗方法配合应用以提高疗效，同时外敷药物有时会引起水肿、过敏等，这些都是应当注意的。

32 有助于中风患者康复的药物敷贴法有哪些？

咨询：我朋友前年患中风，左下肢麻木无力，在西医治疗的同时配合药物敷贴，左下肢麻木无力的情况很快消除了，听说药物敷贴确实有助于中风患者的康复，我表弟半月前也患了中风，准备试一试，我要问的是**有助于中风患者康复的药物敷贴法有哪些？**

解答：有助于中风患者康复的药物敷贴法有很多，它们各有不同的适用范围，下面介绍一些临床常用者，供您参考。

方法一

配方：胆南星、草乌、白及、半夏各6克，僵蚕7个，生姜汁适量。

用法：将胆南星、草乌、白及、半夏、僵蚕共研成细末，混匀后用生姜汁调成糊状，外涂于面颊，左㖞涂右，右㖞涂左，用敷料覆盖，胶布固定。通常每日换药1次，7~10日为1个疗程。

功效：辛温开窍，疏风化痰，通络解痉。

适应证：中风后遗症口眼㖞斜者。

方法二

配方：当归、穿山甲、石菖蒲、红花、菊花各20克，胆南星9克，冰片3克，香油适量。

用法：将当归、穿山甲、石菖蒲、红花、菊花、胆南星分别晒干，研成细末，加入冰片混匀，用香油调成糊状，然后用麝香止痛膏将药膏分别敷贴于左右涌泉、委中、合谷及风池穴，外用敷料覆盖，胶布固定。通常隔日换药1次，半月为1个疗程。

功效：平肝清热，祛风化痰，活血通络。

适应证：阴虚血瘀、痰浊阻络型中风以肢体麻木不遂为主要表现者。

方法三

配方：穿山甲、红海蛤、生川乌各60克，葱白适量。

用法：将穿山甲、红海蛤、生川乌共研成细末，每次取15克，用捣烂的葱白调和制成约3厘米×3厘米大小的厚饼，贴于患侧足心，用纱布裹紧，然后坐于无风密室中，用热水浸泡，候汗出，若周身微微汗出则效佳。通常隔日治疗1次，4次为1个疗程。

功效：温经通络，化瘀止痛。

适应证：中风及其后遗症半身不遂者。

〖方法四〗

配方：川芎、红花、石菖蒲、羌活各12克，地龙20克，桃仁3克，薄荷8克，麝香0.3克，凡士林适量。

用法：将川芎、红花、石菖蒲、羌活、地龙、桃仁、薄荷共研为细末，拌入麝香混匀后，用凡士林调成糊状，外敷于命门、大椎、气海、曲池、承山等穴上，用敷料覆盖，胶布固定。通常每日或隔日换药1次，10~15日为1个疗程。

功效：祛风活血，舒筋通络。

适应证：中风及其后遗症半身不遂者。

〖方法五〗

配方：白附子、僵蚕、全蝎各等份，米醋适量。

用法：将白附子、僵蚕、全蝎共研成细末，用米醋调成糊状，每次取适量，外敷于患侧面颊部，用敷料覆盖，胶布固定。通常每日或隔日换药1次，7次为1个疗程。

功效：祛风化痰，通络止痉。

适应证：中风及其后遗症口眼㖞斜者。

方法六

配方：丹皮、地龙、水蛭各 15 克，石菖蒲 18 克，大黄 12 克，三七 9 克，冰片 5 克，鸡蛋清适量。

用法：将丹皮、地龙、水蛭、石菖蒲、大黄、三七分别研成细末，与冰片充分混匀后，用鸡蛋清调成糊状，每次取适量，外敷于双侧人迎及涌泉穴，用敷料覆盖，胶布固定。通常每日换药 1 次，10 次为 1 个疗程。

功效：调气血，通经脉，利脑窍。

适应证：中风及其后遗症失语者。

方法七

配方：全蝎 1 条，丹参、丹皮、延胡索各 5 克，白酒适量。

用法：将全蝎、丹参、丹皮、延胡索共研成细末，用白酒调成糊状，分摊于硫酸纸上，敷贴于足心，用胶布固定。通常每日换药 1 次，半月为 1 个疗程。

功效：祛风，活血，通络。

适应证：中风肢体麻木、半身不遂者。

方法八

配方：大田螺 3 个，食盐或冰片少许。

用法：将大田螺去壳取肉，与食盐或冰片一起捣成糊状，用纱布包裹，压成圆饼的形状，外敷于气海穴，用胶布固定。通常每日换药 1~2 次，可连用 3~5 日。

功效：清热通便。

适应证：中风后出现大便秘结属热证者。

方法九

配方：丁香、生姜汁、蜂蜜各适量。

用法：将丁香研成细末，每次取适量，用适量生姜汁和蜂蜜调成膏状，外敷于中脘、阴都穴，用敷料覆盖，胶布固定。通常每日换药1~2次，可连用3~5日。

功效：散寒降逆止呃。

适应证：中风后出现呃逆属虚寒者。

方法十

配方：新鲜大葱适量。

用法：将新鲜大葱剥去老皮，连茎带须切碎捣烂，用纱布包敷于气海、神阙穴，用胶布固定。一般于敷贴后24~48小时后小便渐出，初为点滴而下，后渐通畅，通常每日换药1次，可连用1~3日。

功效：理气通络，开窍利水。

适应证：中风后出现尿潴留者。

33 应用药物敷贴法调治中风应注意什么？

咨询：我前段时间因脑梗死在医院住院治疗，虽然病已好转、稳定出院了，可还是右下肢麻木不舒服，我知道脑梗死就是中医的中风，听说药物敷贴能调治中风，减轻肢体麻木不适，准备试一试，又不太放心，请您告诉我应用药物敷贴法调治中风应注意什么？

解答：为了保证药物敷贴法调治中风安全有效，避免不良反应发生，在应用药物敷贴法调治中风时，应注意以下几点。

（1）注意药物敷贴法的禁忌证：药物敷贴法必须在医生的指导下，掌握操作要领和注意事项后，根据药物敷贴法的适应证选择患者，严禁有药物敷贴禁忌证者进行药物敷贴治疗。有皮肤过敏史、皮肤破损者以及伴有出血倾向疾病者等，均不宜使用药物敷贴法。

（2）做到辨证选药进行药物敷贴：外敷药和内服药一样，也应根据病情的不同辨证选药，抓着疾病的本质用药，方能取得好的治疗疗效，切不可不加分析地乱用。要注意外敷药物的干湿度，过湿容易使药糊外溢，太干又容易脱落，一般以药糊为稠厚状有一定的黏性为度。

（3）重视局部消毒及其不良反应：敷药局部要注意清洁消毒，可用 75% 乙醇作局部皮肤擦拭，也可用其他消毒液洗净局部皮肤，然后敷药，以免发生感染。一些刺激性较大或辛辣性的药物对皮肤有一定的刺激作用，可引起局部皮肤红肿、发痒、疼痛、起疱等不良反应；有些患者敷药后还可出现皮肤过敏等现象，还有些患者对胶布或伤湿止痛膏等过敏。对这些患者应及时认真处理，或改用其他治疗方法。

（4）注意与其他治疗方法配合：药物敷贴法调治中风的作用有限，单独应用药物敷贴法调治中风较为少见，只能作为综合调治诸多方法中的一种辅助手段，临床中通常与针灸、拔罐、按摩、运动、理疗等治疗调养方法配合应用，以提高疗效。

34 有助于中风患者康复的热熨方法有哪些？

咨询： 我患中风已有一段时间，现在总感觉左下肢麻木、活动不便，听说中药热熨方法简单，能缓解肢体麻木、改善肢体运动功能，有助于中风患者康复，我准备热熨一段时间，但还不知道具体方法，我要咨询的是**有助于中风患者康复的热熨方法有哪些？**

解答： 所谓中药热熨，是指选用具有温经、散寒、行气、活血、止痛功效的中药，将其加热后熨敷于局部，借助热力作用以治疗疾病的方法。中药热熨确实能缓解肢体麻木的症状，改善肢体运动功能，有助于中风患者的康复。

有助于中风患者康复的热熨方法有很多，下面选取临床较常用者，依次从原料、操作、适应证三方面予以介绍，供您参考。

方法一

原料：透骨草、当归各 30 克，丹皮、红花、独活各 20 克，晚蚕沙 200 克，布袋 1 个。

操作：将透骨草、当归、丹皮、红花、独活分别捣为粗末，与晚蚕沙混匀后一同装入布袋中，旺火蒸热后取出，趁热熨患侧下肢。可 1 个药袋反复进行，也可 2 个药袋交替热熨。开始时药袋较烫，可一提一放地熨，待药袋温度降低后，可慢慢地移动、轻按不动。通常每次热熨 30~60 分钟，每日 1~2 次。

适应证：中风及其后遗症下肢活动障碍，麻木疼痛者。

方法二

原料：当归、川芎、白芍各 50 克，红花 20 克，桂枝、菊花各 15 克，米醋适量，布袋 1 个。

操作：将当归、川芎、白芍、桂枝、红花、菊花分别捣为粗末，一同放入锅中用旺火翻炒，至烫手时，喷上米醋，再稍炒片刻，装入布袋，趁热熨烫患侧肢体。可 1 个药袋反复进行，也可 2 个药袋交替热熨。开始时药袋较烫，可一提一放地熨，待药袋温度降低后，可慢慢地移动、轻按不动。通常每次热熨 30~60 分钟，每日 1~2 次。

适应证：中风及其后遗症半身不遂者。

方法三

原料：艾条 2 支，空易拉罐 1 个。

操作：首先制作简易熨盒，制作方法是取 1 个空的易拉罐，先把罐顶部的三角孔剪成比艾条略大的圆孔，再用 4 厘米长的铁钉在罐底部打上 10 多个小孔，1 个简易熨盒就制成了。然后把艾条剪成 4 等份，点燃 1 段，放入熨盒内，患者取舒适体位，裸露患侧肢体，操作者持熨盒上端在治疗部位上来回或旋转熨烫。开始熨烫时可把熨盒横放在体表上来回滚动几下，待患者感觉温热后，再把熨盒竖起，先快后慢地轻轻熨烫，使患者逐渐适应。在熨烫上肢时，可在肩髃、曲池、外关、合谷等穴位上停留半分钟，熨烫下肢时可在环跳、风市、阳陵泉、足三里等穴上停留半分钟，以加强对穴位的刺激作用，艾条燃完后可再点1段继续熨烫，直至皮肤温热潮红为止。通常每次热熨患侧肢体30~60分钟，每日1~2次。

适应证：中风及其后遗症半身不遂者。

方法四

原料：当归、白附子、僵蚕各30克，全蝎10克，细辛5克，白酒适量，布袋1个。

操作：将上述药物分别捣为粗末，搅拌混匀，然后放入锅中，炒至烫手时，喷上白酒，再稍炒片刻，装入布袋，热熨患侧面部。可1个药袋反复进行，也可2个药袋交替热熨。开始时药袋较烫，可一提一放地熨，待药袋温度降低后，可慢慢地移动、轻按不动。通常每次热熨20~30分钟，每日2次。

适应证：中风及其后遗症口眼㖞斜者。

方法五

原料：晚蚕沙2000克，布袋2个。

操作：将晚蚕沙平均分成2份，分别装入2个布袋中，放入锅中，旺火蒸热后取出。患者取舒适体位，裸露患侧肢体，趁热把药袋放在治疗的患肢上慢慢熨烫。开始时药袋较烫，可一提一放地熨，待药袋温度降低后，可慢慢地移动、轻按不动，温度再低时就迅速调换另一袋，边熨边换，如此热熨患侧肢体。通常每次热熨30~60分钟，每日1~2次。

适应证：中风及其后遗症半身不遂者。

方法六

原料：粗盐、晚蚕沙各500克，小茴香30克，白酒适量，布袋1个。

操作：将粗盐、小茴香、晚蚕沙一同放入锅中，用旺火翻炒，至烫手时，喷上白酒，再稍炒片刻，装入布袋，热熨患侧肢体。可1个药袋反复进行，也可2个药袋交替热熨。开始时药袋较烫，可一提一放地熨，待药袋温度降低后，可慢慢地移动、轻按不动。通常每次热熨30~60分钟，每日1~2次。

适应证：中风及其后遗症半身不遂兼有患肢麻木疼痛者。

方法七

原料：秦艽、当归、白芍、鸡血藤、艾叶各50克，桂枝、丹皮各20克，细辛5克，白酒适量，布袋1个。

操作：将秦艽、当归、白芍、鸡血藤、艾叶、桂枝、丹皮、细辛分别捣为粗末，一同放入锅中，用旺火翻炒，至烫手时，喷上白酒，再稍炒片刻，装入布袋，热熨患侧肢体。可1个药袋反复进行，也可2个药袋交替热熨。开始时药袋较烫，可一提一放地熨，待药袋温度降低后，可慢慢地移动、轻按不动。通常每次热熨30~60分钟，每日1~2次。

适应证：中风及其后遗症半身不遂，以上肢麻木疼痛、活动障碍为主要表现者。

方法八

原料：细沙1000克，姜汁、米醋各适量，布袋2个。

操作：先把一半细沙倒入铁锅中，用旺火翻炒，炒至烫手后，加入姜汁、米醋各适量，继续稍炒至干后装袋，趁热熨烫患侧肢体，并同时翻炒另一半细沙，以便再装1袋、2袋交替熨烫。开始时药袋较烫，可一提一放地熨，待药袋温度降低后，可慢慢地移动、轻按不动，温度再低时就迅速调换另一袋，如此边熨边换，反复操作。通常每次热熨30~60分钟，每日

1~2 次。

适应证：中风及其后遗症半身不遂兼有肢体麻木疼痛者。

《方法九》

原料：晚蚕沙 500 克，羌活、红花、川芎、当归、虎杖各 50 克，白芷 20 克，细辛 5 克，布袋 2 个。

操作：将羌活、红花、川芎、当归、虎杖、白芷、细辛分别捣为粗末，与晚蚕沙混匀后平均分成 2 份，分别装入 2 个布袋中，旺火蒸热后取出，趁热熨烫患肢。开始时药袋较烫，可一提一放地熨，待药袋温度降低后，可慢慢地移动、轻按不动，温度再低时就迅速调换另一袋，如此边熨边换，反复操作。通常每次热熨 30~60 分钟，每日 1~2 次。

适应证：中风及其后遗症半身不遂伴有瘫肢僵硬疼痛者。

35 应用热熨疗法调治中风应注意什么？

咨询：我 1 个月前突发中风，治疗后口眼㖞斜的症状已经纠正了，头晕头痛也缓解了，不过还总感觉左下肢麻木不舒服，医生说热熨疗法能调治中风、改善肢体麻木不适，建议我配合热熨进行调理，听说热熨疗法调治中风有一些注意事项，请问**应用热熨疗法调治中风应注意什么？**

解答：这里首先告诉您，应用热熨疗法调治中风确实有一些注意事项。为了保证热熨疗法调治中风安全有效，避免不良事件发生，促进中风患者顺利康复，在应用热熨疗法调治中风时，应注意以下几点。

（1）要根据热熨疗法的适应证和禁忌证选择患者，严禁不宜采用热熨疗法的患者进行热熨治疗。热熨法中所选配的药物应品种数量少而效力强，尽量使用穿透力强的药物，便于渗透皮肤。要根据不同的病情选取与之相适应的药物，在明白注意事项后，再进行热熨治疗。

（2）热熨治疗时患者应采用舒适的治疗体位，如熨头面、胸腹时，可以取仰卧位；熨项背、腰臀部时，可以取俯卧位；熨肩背部、腿部时，可取侧卧位；熨四肢末端时，可取端坐位等。热熨后要注意避风保暖，静卧休息，以防受冷感冒。

（3）热熨袋要边熨边炒，使用时要温度适宜，防止烫伤皮肤。开始时熨袋较烫，操作手法要轻、快，熨袋温度稍降后，手法逐渐加重、速度由快渐慢，以患者能耐受而又不烫伤皮肤为度。对肢体麻木、感觉障碍的患者，尤应注意熨袋的温度和操作方法。

（4）热熨治疗起效较慢，并非一朝一夕之功，中风患者应树立信心，持之以恒地坚持治疗，希望短期内就有明显效果，或是三天打鱼、两天晒网，都不会达到应有的效果。

（5）热熨治疗的作用有限，在应用热熨疗法的同时，还应注意与药物治疗、针灸疗法、拔罐疗法、按摩疗法、运动锻炼等治疗调养方法配合应用，以提高临床疗效。

36 药物熏洗有助于中风的治疗康复吗？

咨询：我患中风已有一段时间，正在家中调养康复，从网络上看到药物熏洗可使药物的作用直达病所，改善病残肢体功能，消除其僵硬疼痛、麻木不适等症状，有助于中风的治疗和康复，我不太相信，想进一步了解一下，请问药物熏洗有助于中风的治疗康复吗？

解答：药物熏洗也叫熏洗疗法，是指利用中药在煎煮过程中产生的蒸气，或煎煮得到的药液，熏、蒸、洗患处肌肤，以达到治病保健目的的一种外治方法，也是民间最常用的治疗关节肌肉酸沉疼痛、活动障碍的方法之一。

熏洗疗法历史悠久，自有草药煎剂内服治病的方法时就有了煎剂外洗的方法，现存最早的中医学著作《黄帝内经》中说："其有邪者，渍形以为汗。"所指的就是早期的熏洗疗法。熏洗疗法通过皮肤、黏膜中丰富的血管网络，借助药力和热力的作用，共同调节机体的生理、病理过程，改善局部营养，促进新陈代谢，疏通经络气血，使人体腠理疏通、脉络调和、气血流畅，达到治疗疾病的目的。

熏洗疗法以其操作简便、适应证广泛、疗效独特而著称，为家庭施治的良法。熏洗疗法确实有助于中风的治疗康复，熏洗的药物可发挥活血化瘀、消肿止痛、通利经络等作用，用药煎液在病残肢体上熏洗，因温热的作用，可使血管扩张，促进血液循环，改善病残肢体局部的血液供应，从而发挥药物和热力的协同作用，缓解局部肌肉的痉挛疼痛，调整、改善神经系统功能，因而有助于促进病残肢体的康复。

熏洗疗法是调治中风及其后遗症的常用方法之一，尤其适宜于中风后遗症半身不遂之患者。中风及其后遗症患者通过适宜的熏洗治疗，能改善病残肢体的功能，消除其僵硬疼痛、麻木不适等症状。中风及其后遗症患者可在医生的指导下，根据病情的不同选择适宜的药物进行熏洗治疗。

37 有助于中风患者康复的药物熏洗处方有哪些?

咨询：我3周前突发中风，经住院治疗后，头痛头晕等症状已消除，病已明显好转，不过还是总感觉左下肢麻木无力，听说中药熏洗能改善肢体麻木无力等症状，有助于中风患者康复，我想试一试，还不知道熏洗处方，我要问的是**有助于中风患者康复的药物熏洗处方有哪些?**

解答：中药熏洗确实能改善中风患者肢体麻木无力等症状，有助于中风患者的治疗和康复。您想了解有助于中风患者康复的药物熏洗处方有哪些，下面给您介绍几则，供您参考，希望对您有所帮助。

（1）归芍川桂治瘫方

配方：当归、赤芍各 90 克，白芍、川芎、红花、牛膝各 60 克，黄芪 150 克，木瓜、桂枝各 15 克。

用法：取上药 1 剂，放入砂锅中，加入清水适量，武火煮沸后，改用文火再煎 20 分钟，使药物的气味尽出，然后连渣带汁倒入准备好的盛器内，趁热熏洗患肢。开始熏时温度较高，感觉过烫时可离盛器远些，稍温后离盛器近些，待药液温度下降到 50℃ ~60℃时，用毛巾蘸药汁反复溻洗患侧肢体治疗部位，如药液温度太低时，可适当再加温。通常每次熏洗 20 分钟左右，每日 1 次，1 剂药可用 2 次。

功效：补气活血，舒筋通络。

适应证：中风及其后遗症半身不遂或肢体麻木疼痛者。

（2）三枝乳没浸洗方

配方：桑枝、鸡血藤、柳枝、槐枝各 50 克，丝瓜络、秦艽、川芎、当归各 15 克，乳香、没药各 9 克，冰片 2 克。

用法：取上药 1 剂，放入砂锅中（冰片除外），加入清水适量，武火煮沸后，改用文火再煎 20 分钟，使药物的气味尽出，取出药渣，把药汁倒入盆中，加入冰片搅一搅，趁热浸泡并洗手足至腕、踝关节以上。通常每次浸洗 20 分钟左右，每日 1 次，1 剂药可用 2 次。

功效：活血通络，舒筋止痛。

适应证：中风后遗症半身不遂，手足肿胀挛缩、疼痛者。

（3）桑藤木瓜熏洗方

配方：桑枝、鸡血藤各 30 克，木瓜、丝瓜络、牛膝、赤芍、川芎各 15 克，地龙、防风、当归各 12 克。

用法：取上药 1 剂，放入砂锅中，加入清水适量，武火煮沸后，改用文火再煎 20 分钟，使药物的气味尽出，然后连渣带汁倒入准备好的盛器内，趁热熏洗患肢。开始熏时温度较高，感觉过烫时可离盛器远些，稍温后离盛器近些，待药液温度下降到 50℃ ~60℃时，用毛巾蘸药汁反复溻洗患侧肢体治疗部位，如药液温度太低时，可适当再加温。通常每次熏洗 20 分钟左右，每日 1 次，1 剂药可用 2 次。

功效：祛风养血，活血通络。

适应证：中风后遗症半身不遂。

（4）活血通络熏洗方

配方：当归 180 克，丹参、桂枝、牛膝各 60 克，红花 15 克，檀香 30 克，葱白 18 克。

用法：取上药 1 剂，放入砂锅中，加入清水适量，武火煮沸后，改用文火再煎 20 分钟，使药物的气味尽出，然后连渣带汁倒入准备好的盛器内，趁热熏洗患肢。开始熏时温度较高，感觉过烫时可离盛器远些，稍温后离盛器近些，待药液温度下降到 50℃ ~60℃时，用毛巾蘸药汁反复溻洗患侧肢体治疗部位，如药液温度太低时，可适当再加温。通常每次熏洗 20 分钟左右，每日 1 次，1 剂药可用 2 次。

功效：养血活血，舒筋通络。

适应证：中风后遗症半身不遂。

（5）四枝二藤浸洗方

配方：桑枝、槐枝、柳枝、茄枝各 50 克，钩藤、鸡血藤各 30 克，红花、川芎各 20 克。

用法：取上药 1 剂，放入砂锅中，加入清水适量，武火煮沸后，改用文火再煎 20 分钟，使药物的气味尽出，取出药渣，把药汁倒入盆中，趁热浸泡并洗手足至腕、踝关节以上。通常每次浸洗20分钟左右，每日1次，1剂药可用2次。

功效：舒筋通络，活血止痛。

适应证：中风后遗症手足挛缩、疼痛者。

（6）牛膝药草浸洗方

配方：川牛膝、红花、桂枝各15克，伸筋草30克。

用法：取上药1剂，放入砂锅中，加入清水适量，武火煮沸后，改用文火再煎20分钟，使药物的气味尽出，取出药渣，把药汁倒入盆中，趁热浸泡并洗患足至踝关节以上。通常每次浸洗20分钟左右，每日1次，1剂药可用2次。

功效：活血化瘀，舒筋通络。

适应证：中风后遗症以足踝部挛缩、活动障碍为主要表现者。

（7）白艾四枝外洗方

配方：白艾、槐枝、柳枝、茄枝、楮枝各50克。

用法：取上药1剂，放入砂锅中，加入清水适量，武火煮沸后，改用文火再煎20分钟，使药物的气味尽出，取出药渣，把药汁倒入盆中，趁热浸泡并洗手足至腕、踝关节以上。通常每次浸洗20分钟左右，每日1次，1剂药可用2次。

功效：祛风活血，舒筋通络。

适应证：中风后遗症手足肿胀挛缩者。

（8）偏身麻木浸洗方

配方：夏枯草、黄芩、菊花、红花、地龙各10克，钩藤、赤芍各15克，薄荷、防风、乌梢蛇各6克，鸡血藤30克。

用法：取上药1剂，放入砂锅中，加入清水适量，武火煮沸后，改用文火再煎20分钟，使药物的气味尽出，取出药渣，把药汁倒入盆中，趁热浸泡患侧上、下肢。通常每次浸洗20

分钟左右，每日 1 次，1 剂药可用 2 次。

功效：清肝散风，活血通络。

适应证：中风及其后遗症上、下肢麻木者。

（9）仙丹牛子浸洗方

配方：威灵仙、川牛膝各 15 克，丹参 30 克，附子 10 克。

用法：取上药 1 剂，放入砂锅中，加入清水适量，武火煮沸后，改用文火再煎 20 分钟，使药物的气味尽出，取出药渣，把药汁倒入盆中，趁热浸泡并洗患足至踝关节以上。通常每次浸洗 20 分钟左右，每日 1 次，1 剂药可用 2 次。

功效：祛风散寒，活血消肿。

适应证：中风后遗症半身不遂，出现足踝部活动障碍、肿胀者。

（10）伸筋透骨米醋煎

配方：伸筋草、透骨草各 50 克，红花 15 克，米醋 500 毫升。

用法：将伸筋草、透骨草、红花一同放入砂锅中，加入清水适量，武火煮沸后，改用文火再煎 15 分钟，之后入米醋，煮沸后再煎 5 分钟，取出药渣，把药汁倒入盆中，趁热浸泡并洗手足至腕、踝关节以上，注意反复活动僵硬的手指、足趾。通常每次浸洗 20~30 分钟，每日 1 次，1 剂药可用 2 次。

功效：祛风除湿，活血通络，舒筋缓急。

适应证：中风后遗症手足拘挛者。

38 应用药物熏洗调治中风应注意什么？

咨询： 我患中风已很长一段时间，遗留有右下肢麻木僵硬等症状，给工作和生活带来诸多不便，听说药物熏洗能调治中风，缓解肢体麻木僵硬，改善肢体运动功能，我准备试一试，但不清楚有哪些注意事项，我想了解一下应用药物熏洗调治中风应注意什么？

解答： 药物熏洗确实能调治中风，缓解肢体麻木僵硬，改善肢体运动功能。为了保证药物熏洗调治中风安全有效，避免不良事件发生，在应用药物熏洗疗法调治中风时，应注意以下几点。

（1）熏洗应在医生的指导下进行：根据药物熏洗的适应证和禁忌证选择患者，切忌有禁忌证者进行熏洗治疗。药物熏洗对中风病情已稳定处在恢复阶段及后遗症期的患者较为适宜，对急性期病情尚未稳定者应慎用药物熏洗。有皮肤过敏史、皮肤破损者以及伴有出血倾向疾病者等，均不宜使用药物熏洗疗法。要在医生的指导下根据不同的病情选取与之相适应的药物，在明白注意事项后，再进行熏洗治疗。

（2）掌握好药液温度和熏蒸距离：在使用熏蒸法时，体表与药液的距离要适当控制，过近易烫伤皮肤，过远则热力不够，可采用先远后近或不断移动调节的方法进行熏蒸。在浸洗时，药液的温度要适当，不宜过热或过凉，药液过凉时可适当再加温。

（3）注意药液保管及熏洗后避风：要注意药液保管及熏洗后避风，熏洗药1剂可使用2~3次，但夏季应当日煎药当日用，药液应存放于低温处，以免变质。熏洗后要及时擦干皮肤，注意避风防凉，并适当卧床休息。

（4）注意与其他治疗方法相配合：药物熏洗疗法调治中风的作用有限，临床中应注意与针灸、拔罐、按摩、运动、理疗等治疗调养方法相配合，以发挥综合治疗的优势，提高临床疗效。

39 康复医疗对中风患者有何重要意义？

咨询： 我父亲因突发中风正在医院住院治疗，自从父亲患病后，我特别关注有关中风的防治知识，听医生说康复医疗能帮助患者恢复身体功能，对中风患者有重要意义，必须给予高度重视，我想进一步了解一下，请您给我讲一讲**康复医疗对中风患者有何重要意义？**

解答： 医生说得没错，康复医疗确实能帮助中风患者恢复身体功能，对中风患者有重要意义，必须给予高度重视。有人把康复医学称之为“第三医学”或“医学的第三阶段”。中风的康复治疗，许多人都认为是中风患者经过一段时间的药物治疗后，再进行理疗、针灸和按摩等一些治疗手段的过程。然而，这种理解都是片面的。现代康复的概念是指患者通过治疗和训练，最大限度地发挥其潜力，以使能在生理上、心理上、社会上和职业上正常地生活，功能恢复训练只是达到这个目标的一种手段。

现代康复医学在我国虽然起步较晚，但应用针灸、按摩等方法进行康复治疗已有悠久的历史。康复对患者、家庭、社会是极其重要的，中风患者的康复问题越来越引起医务界的高度重视。众所周知，中风常常会遗留下不同程度的各种功能障碍，如肢体瘫痪、语言不利，甚至有的引起痴呆等，这些均是神经功能缺失时的主要临床表现，其受损的严重程度和恢复的快慢，直接关系着患者的康复前途。如何使患者尽早康复，使其恢复生活能力，重返社会，是十分重要而有意义的工作。

中风的康复医学是以神经系统功能的康复为重点，它不但能促进健康的恢复，而且还能预防和治疗各种并发症，降低致残率，有助于患者的心理复原，减轻或消除躯体和精神上的功能缺陷，使其最大限度地恢复生活和工作能力，增进生活信心。康复对中风患者、家庭和社会都是极其重要的，是中风患者不可缺少的治疗阶段和手段，坚持康复训练是提高中风患者日常生活能力和改善生活质量的必由之路。

40 中风患者常用的康复疗法有哪些?

咨询: 我母亲1周前因突发右下肢麻木、活动不便到市医院就诊，经检查诊断为中风，正在住院输液治疗，医生说康复医疗能帮助中风患者恢复各种功能，必须高度重视，听说用于中风患者康复的方法有很多，请您给我介绍一下中风患者常用的康复疗法有哪些?

解答: 康复医学是以运动学和神经生理学为理论依据，采用多学科的多种治疗方法，对残废患者进行综合性的治疗。用于中风患者康复的方法是多种多样的，主要有医疗体育、物理疗法、作业疗法、语言训练、心理康复以及针灸疗法、按摩疗法等。上述康复疗法都有各自的适应证，用好这些疗法，充分提高单治之效能，最大限度地发挥综合治疗的优势，是提高中风患者康复效果的重要手段。

（1）医疗体育：简称体疗，也称之为运动疗法，是康复医疗的主要方法之一，其主要目的在于尽快提高和促进患者各种功能的恢复，加速疾病痊愈。体疗的方法是依据患者的疾病特点和基本功能情况进行选用，制定出适宜的运动量进行治疗。常用的体疗方法有现代医疗体操及中医传统体疗等。

（2）物理疗法：又叫理疗，其作用原理是应用自然界和人工的各种物理因子作用于机体，以达到治疗和预防疾病的目的。用于中风的理疗方法主要有电疗、光疗、磁疗、超声波、日光浴、矿泉浴、药液浴以及中医学的针灸疗法、中药直流电导入等。随着科学技术的发展，特别是应用现代物理技术结合中医学经络学说以及辨证论治理论所形成的新的理疗方法不断涌现，在防止或减轻中风后遗症和促进机体早日康复方面，将发挥越来越重要的作用。

（3）作业疗法：包括衣、食、住、行的日常生活基本动作、职业劳动动作以及工艺劳动动作等训练。它可以直接增强患者的肌力，改善患者的关节活动度，加强各种感觉器官的协调、统一性以及动作的计划性。目的是让患者逐渐适应个人生活、家庭生活、社会生活的种种需求。年龄较大者以日常生活的恢复为主，年轻者应以职业训练和工艺劳动训练为主。

（4）语言训练：又叫语言矫治，是指针对语言缺陷和听力功能障碍患者进行康复训练，尽可能最大限度地恢复其听、说能力。其机制是促进脑血管病急性期脑部血液供应的再流通，血肿的逐渐吸收和病灶周围水肿的消失。中风患者中约 20% 的有语言障碍，恢复时间在 2~3 个月甚至 1 年之间，所以既需要有正确的方法，又需要有顽强的毅力进行语言训练，这样才会收到良好的效果。

（5）心理康复：心理康复与神经功能康复密切相关，互相促进，运用心理疗法可振奋中风患者的精神和情绪，避免产生孤独寂寞的情绪，使患者在功能及精神上均能早日康复，在中风的康复治疗中应予以特别注意。

针灸疗法、按摩疗法等中医传统疗法对中风患者的康复有良好的效果，也是中风患者康复治疗的重要内容之一，临床中可根据中风患者的具体情况，有选择地应用这些疗法。

中风患者的康复不仅依赖医学的发展，同时还在于患者本身不懈的努力。只有用好各种疗法，持之以恒，坚持康复训练，才能尽可能恢复中风造成的功能障碍。

41 中风患者的康复治疗从什么时候开始为宜？

咨询： 我哥哥今年67岁，3天前因突然头晕，左下肢麻木、活动障碍到医院就诊，经检查诊断为脑梗死，正在住院治疗，医生说脑梗死就是通常所说的中风，必须尽早进行康复治疗，以防遗留后遗症，我要咨询的是**中风患者的康复治疗从什么时候开始为宜？**

解答： 这里首先告诉您，中风患者必须尽早进行康复治疗，康复治疗是改善机体各种功能，预防和减少中风患者遗留半身不遂、口眼㖞斜等后遗症的可靠手段。

中风患者的康复治疗包括两个方面，一是适应性康复，即行为替代，是指健侧肢体通过学习代替患侧肢体的功能，比如说右侧肢体瘫痪的患者，通过锻炼，左手变得更加灵活，可以写字、进食、穿衣服等等；二是实质性康复，通过康复训练，肢体肌力明显恢复，可以行走持物。中风发病后半年内是恢复期，开始几个月恢复较快，以后恢复的速度有所减慢，有人认为中风患者的神经功能恢复在6个月内结束，在发病6个月后进行功能锻炼好像失去了康复治疗作用，其实不然，很多瘫痪患者在1年以后仍有明显的功能进步，说明代偿功能在1年以后仍在发展，机械地为功能锻炼划定一个时间是不妥当的。也有一部分人由于害怕出血性中风患者引起再度出血，怕加重病情，不敢早期施行康复治疗，实际上，正确的康复治疗不会加重病情，引起再度出血的可能性很小，相反，如治疗时间过迟，就会失去其预防意义。

为了提高中风患者康复治疗的效果，中风患者的康复不能等药物治疗之后再进行，而是在发病之初，康复治疗就已成为综合治疗的一部分，并且应自始至终地坚持下去。需要说明的是，早期的康复应以护理为主，并为以后的功能训练作准备。应尽早训练患者充分利用健侧或患侧肢体残余的功能，使其恢复原有的能力，而不应将精力全部放在残疾肢体的实质性康复上。一般认为，在中风病情稳定后，功能训练从 1~7 周开始为宜，起初可进行轻缓的按摩与被动运动，患者清醒并脱离显著的抑制状态时，就应及时开始主动锻炼，并持续 14 周左右。有学者报道，按上述步骤康复治疗 90 余例中风患者，未发生再次出血现象。若中风患者发生较严重的肺部感染、尿路感染等并发症时，则应暂停康复治疗。中风患者常常伴有高血压和全身血管硬化，包括冠状动脉硬化性心脏病，这不应视为康复治疗的禁忌证，但需避免屏气用劲动作，并注意不要在运动中引起显著的疼痛。

在中风发病后半年内，即在“惰性”没有形成前，恢复的可能性较大，一旦“惰性”占优势时，进行训练的困难就很大了。在病情稳定后早期锻炼、早期活动可以促进血液循环，推动静脉回流，加快新陈代谢，恢复神经功能。康复治疗的成效能充分调动患者的积极性，可使后遗症减少到最小程度。总之，中风患者康复治疗开始的时间越早越好，3 个月内恢复的可能性最大，半年后恢复的可能性就小得多了，通常 1 年以后就很难恢复。

42 中风患者如何进行分期康复训练？

咨询： 我 1 周前因突发中风正在医院住院治疗，现在遗留下口眼㖞斜、左下肢瘫痪等症状，连坐都很困难，医生说中风患者分期康复训练十分重要，我这种情况一定要注意分期康复锻炼，以尽量恢复机体的各种功能，请您给我讲一讲**中风患者如何进行分期康复训练？**

解答： 对中风患者来说，分期康复训练确实十分重要。为了让中风患者顺利康复，应避免长期卧床，及早进行康复训练。根据中风患者的功能恢复过程，其康复可分为卧床期、离床期和步行期三个阶段，其不同时期康复训练的内容是各不一样的。

（1）卧床期：卧床期这一段时间以护理为主，同时每日要进行被动运动，为以后的功能训练做准备。一般讲，脑梗死从发病后第 3 天开始，持续 1 周左右；脑出血者在发病后 1 周开始，持续 3 至 4 周左右。原则上病情稳定即为康复的开始。要定时翻身，防止褥疮、防止肺部感染及泌尿系感染，同时保持肢体功能位，每日进行被动运动。上肢保持伸直状，髋关节及膝关节稍微屈曲，手里握着一个毛巾卷，以防止手指畸形。足底部放一沙袋或枕头，将足尖顶起，使足与小腿成 90 度角，以防止足下垂。每天进行 2~4 次被动运动，每次 15 分钟左右，每个关节活动 10~15 次，先大关节，后小关节，运动幅度逐渐加大。如果患者神志清楚，要鼓励患者用健侧肢体帮助患侧肢体做自助运动。还可根据病情配合应用针灸疗法、按摩疗法，选择应用中风偏瘫治疗仪、血脉通治疗仪等。

（2）离床期：离床期以平衡训练和起立训练为中心。一般说，从卧床期开始的 3~4 天就可以开始坐位训练。将床头逐渐抬高，坐着的时间逐渐延长，当患者可以做到独立坐后就可以步入平衡训练阶段。经多次训练后患者的平衡功能达到正常就可以开始起立训练了。同时，在床上还要进行床上训练，如让患者自己躺下、坐起、四肢爬行、向侧方运动等。此期在做被动、主动运动的同时，可应用针灸、按摩，以及水疗等物理疗法，以提高疗效。

（3）步行期：步行期要在充分强化立位平衡的基础上尽早开始，此期以恢复肢体的各种功能为重点。患者锻炼行走时，应先给患者系一皮带，帮助者一手扶患者的手，一手从患者的背后抓着患者的腰带，而不要架着患者行走或拖着患者走。每次锻炼 10~20 分钟，每日 3~5 次。如果患者出现头晕、心悸、出汗等现象，就要及时休息。经正确的训练，大约有 60%~70% 的患者可以独立行走，20% 左右的患者可以持杖行走。

43 中风患者怎样进行语言训练?

咨询： 我前段时间因突然语言不利、左下肢麻木无力到医院就诊，经检查诊断为脑梗死，住院治疗3周，左下肢麻木无力消失了，可还是语言不利，我想通过语言训练改善语言功能，想请问您的是**中风患者怎样进行语言训练？**

解答： 中风患者除肢体功能障碍外，语言障碍是又一常见的症状和后遗症。语言障碍使之失去了语言表达能力，给患者心理和精神上带来痛苦，容易产生急躁或消极情绪。语言表达能力的恢复除了随中风病情的恢复而改善外，主要是依靠说话的训练。语言训练是一种特殊的训练法和康复手段，其效果取决于言语障碍的程度、患者年龄、发病至治疗的时间以及患者对治疗（语言训练）的积极性等。语言训练是恢复语言功能的行之有效的方法，那么中风患者应当怎样进行语言训练呢?

语言训练必须从发音开始，练习简单对话，唱自己熟悉的歌曲，逐步增加词汇量和语言范围，训练患者说出日常生活用语、物品及熟悉的器官等。使用最常用的语言或单词，给予适当的语言刺激，循序渐进。反复多次进行强化刺激，并可配合图画及文字，不仅用听觉还要加上视觉刺激等。患者能够发音后，自己要反复练习，并主动与他人说话，锻炼讲话能力。加强反馈机制，用手势、重复、写字等形成反馈回路，可促进语言功能的康复。有条件时可对语言功能水平、年龄、兴趣及社会环境相似的集体进行指导，可提高疗效。此外，对语言不利的中风患者，构音机构的训练也是一种有效的方法，让患者发“啊”声，并用嘴吹灭蜡烛或吹纸片来锻炼嘴唇肌肉，因失语症患者唇音最容易恢复。

语言功能的训练是一个艰难而复杂的锻炼过程，因此患者要有耐心和毅力，持之以恒，反复练习，语言能力方可得到恢复。

44 中风患者怎样进行自我用脑锻炼？

咨询： 我2个月前突发中风，经治疗病已明显好转并稳定，自从患病后，总感觉记忆力大不如从前，听说中风患者通过自我用脑锻炼能帮助恢复记忆，预防脑血管病性痴呆，我想锻炼一段时间，还不知道锻炼方法，请您给我讲一讲中风患者怎样进行自我用脑锻炼？

解答： 中风患者无论是在感觉、知觉、记忆、想象、思维等方面都存在有不同程度的障碍，甚至有的患者丧失记忆，不能进行正常的工作和维持正常的生活。中风患者记忆如不能恢复，可能成为脑血管病性痴呆。由此可见，中风患者在自我康复中锻炼脑力是非常重要的。那么，中风患者怎样进行自我用脑锻炼呢？

在进行自我用脑锻炼时，首先需改变思维的方式和内容。

人的脑神经细胞功能各异，有的接受感觉刺激，有的管理运动，有的控制语言能力，不同的活动由相应的脑细胞去调节，因此每天工作、学习的内容不同，可以轮换脑细胞的兴奋与抑制，减轻疲劳，提高一定的工作效率。中风患者在做功能锻炼以后，可以适当地学习、阅读，不断地更换学习内容和方法，使一部分脑神经兴奋一段时间后转入抑制状态，而另一部分抑制的脑细胞兴奋起来，用这样的思维方法锻炼脑力，不易疲劳，可提高学习效果。

中风患者几乎都有不同程度的记忆障碍，严重者难以生活自理，若要增强患者的记忆，必须加强培养患者的注意力。给患者提出明确的学习任务，鼓励患者勇于克服学习上的困难，把注意力集中在某一件事、某一学习内容上，经常刺激管理"注意"的神经细胞，使之不断产生兴奋，这样管理其他活动的神经细胞就会被抑制起来。因此加强注意力可以提高患者的记忆功能。

临床中发现中风患者渴求掌握自我用脑训练的方法，但苦于无从入手。如果他们掌握了一点方法，并初见成效，这样就会激发起他们的兴趣，充满信心地进行锻炼。强烈的兴趣可以激发他们阅读与自己疾病有关的书籍，不断地使用脑力。这种功能锻炼对脑组织功能的恢复及预防脑血管病性痴呆是非常有益的。

中风患者在运用"改变思维内容""加强注意力""激发兴趣"等自我用脑锻炼方法后，不但能感知目前所进行的疗法或回忆出过去感知的事物，而且还可以想象出过去未感知过的事物，这些就是自我用脑锻炼的成效。

45 中风患者在康复过程中应注意哪些问题？

咨询： 我父亲今年68岁，患中风已有一段时间，自从父亲患病后，我特别关注有关中风的防治问题，我知道中风患者度过急性期的住院治疗后，大多数需要出院回家继续康复治疗，也清楚康复治疗的重要性，我要问的是**中风患者在康复过程中应注意哪些问题？**

解答： 中风患者的急性期多在医院度过，其早期的康复工作由医护人员执行，但康复的效果具有一定的局限性。只有早期开始，长期坚持满负荷的康复训练，才能取得满意的疗效。患者在度过急性期的住院治疗后，大多数需要出院回家继续康复治疗，康复的时间是漫长的，并且需要家属的参与。为了能让中风患者顺利康复，中风患者在康复过程中应注意以下几个方面。

（1）要有计划地对陪护家属进行康复训练的培训和指导工作。让陪护家属了解康复的原理，清楚各个动作的重要性，正确掌握不同病残部位功能的恢复方法，使患者出院后仍能继续得到正确的康复训练治疗。

（2）要及时化解中风患者的心理障碍。由于中风发病突然，患者及家属缺乏心理准备，往往刚发病时患者表现慌乱和焦虑，但中风患者的各种功能在最初几周恢复较快，之后速度减慢。

面对留有后遗症的现实，患者会感到很绝望，爱发脾气，心情郁闷。这时医护人员及家属要密切配合，多向患者解释，鼓励患者与疾病做斗争，消除中风患者的心理障碍。

（3）康复训练要注意安全，以免发生意外损伤。由于中风患者的各种功能障碍，其自理能力大为下降，在康复训练中要学习使用辅助装置和简单的工具，注意安全，尽量减少种种不利因素，以免发生意外伤害。要加强正常肢体及躯干功能，代偿残肢功能，严格掌握康复训练的实施标准。要注意预防废用综合征，防止肩发僵、肢体挛缩畸形等后遗症。

（4）要充分发挥患者的主观能动性。患者最终要回归家庭、回归社会，家庭生活能促进康复，但如果家属不训练患者，而是一味地替代和照顾患者，会对康复起到相反的结果。要尽量让患者参与家庭的日常生活，参与社会活动，如和家人、朋友去下棋、打扑克，以及绘画、写字等，均有助于患者的康复。不要过分依赖理疗、针灸、按摩等治疗手段，这些治疗方法在康复过程中起到一定的作用，但是锻炼患者自己的生活能力，发挥其潜能，回归社会，这才是康复的重点。一味地追求患肢的功能恢复，往往要费许多时间和财力，而收效却甚微。

（5）注意运动量要适宜。康复时要按神经系统疾患的康复原则进行锻炼，但开始要小运动量，运动量宜由小到大。要积极配合各种调养康复方法，针灸、按摩、理疗都是促进中风患者功能恢复的行之有效的方法，在坚持康复训练的同时要积极配合，用好各种疗法，以尽快提高和促进患者各种功能的恢复。同时康复训练时绝不能操之过急或多次重复，以恰到好处为宜。

第三章
自我调养中风

俗话说，疾病三分治疗，七分调养。这足以说明自我调养在疾病治疗中的重要性。如何选择适合自己的调养手段，是广大中风患者十分关心的问题。本章详细解答了中风患者自我调养过程中经常遇到的问题，以便在正确治疗的同时，恰当选择调养手段，只有这样做，才能消除中风引起的诸多身体不适，保证身体健康。

01 中风患者还能长寿吗?

咨询：我父亲患中风多年，半年前因病情复发去世了，我母亲前段时间因高血压并发中风住院治疗，虽然已经出院，但医生说切不可麻痹大意，一定要坚持服药，因为中风容易复发，复发一次病情加重一次，严重者可危及生命，我要问的是中风患者还能长寿吗?

解答：中风具有发病率高、病死率高、复发率高、致残率高以及并发症多的“四高一多”特点，是一种严重威胁中老年人健康和生命的常见病。一旦罹患中风，不仅急性期死亡率较高，就是发病后经抢救存活者中，几乎又有一半的患者在3~5年内因各种因素死亡。所以，人们常有中风患者能不能照样长寿的疑问，而且大凡中风患者多悲观失望，认为患上了中风，其寿命大为缩短，随时都有再次复发的可能。其实这种顾虑是多余的，也是极其有害健康的，只要注意调养、积极治疗，中风患者照样能长寿。

大量观察研究表明，高血压、心脏病、致残程度是直接影响中风患者5年生存率的重要因素，其中高血压、心脏病的影响较为突出。从致残程度来看，如果患者只能坐轮椅，甚至卧床不起，平均只能活1年或半年，行走需要帮助者约半数能活5年，各方面情况能恢复到完全自理后，一般预后较好，寿命会更长。所以，中风患者若能积极有效地治疗高血压、心脏病，加强功能锻炼以促进机体各种功能的恢复，则可延长寿命。

在发生中风后积极有效地治疗，度过急性期后及早加强功能锻炼，促进机体各种功能的恢复，加强护理以防止和减少各种并发症，并注意消除各种诱发因素，防止病情反复和再发等，多数中风患者可以获得更长的寿命，能再活 10 年甚至 20 年以上。所以中风患者绝不能悲观失望，要保持良好的心态，坚持与疾病做斗争，健康地生活下去。

02 饮食调养有助于中风的治疗康复吗?

咨询：我半月前因突发中风在医院住院，经治疗病已好转并稳定，准备今天出院回家调养康复，医生交代说出院后一定要按时服药，加强康复锻炼，并且还要注意饮食调养，因为饮食调养也有助于中风的治疗康复，我想知道**饮食调养有助于中风的治疗康复吗?**

解答：这里首先告诉您，合理的饮食营养对中风患者来说十分重要，饮食调养确实有助于中风的治疗康复。饮食调养又称饮食疗法、食物疗法，简称“食疗”，它是通过改善饮食习惯，调整饮食结构，采用具有治疗作用的某些食物（疗效食品）或适当配合中药（即药膳），来达到治疗疾病、促进健康、增强体质目的的一种防病治病方法。

人们常说“民以食为天”，粮油米面，瓜果蔬菜，盐酱醋茶，我们每天都要与之打交道。饮食在人类生活中占有非常重要的地位，食物是人体生命活动的物质基础，可改善人体各器官的功能，维持正常的生理平衡，调整有病的机体。我国自古以来就有“药食同源”之说，中医学十分重视饮食调养，早在《黄帝内经》中就有“五谷为养，五果为助，五畜为益，五菜为充”的记载，提出合理的配膳内容有利人体的健康。唐代伟大的医学家孙思邈在《备急千金要方》中说：“凡欲治疗，先以食疗，既食疗不愈，后乃用药尔。”清代医家王孟英也说：“以食物作药物，性最平和，味不恶劣，易办易服。”这些都说明了饮食调养对人体的健康、疾病的治疗具有特别重要的作用。食疗可以排内邪，安脏腑，清神志，资血气。了解食物的基本营养成分和性味作用，用食平疴，怡情遣病，是自我疗养中最高明的“医道”。

饮食调养确实有助于中风的治疗和康复，中风患者根据病情的需要选择适宜的饮食进行调理，可调整脏腑功能，促使阴平阳秘，改善气血运行状态，恢复肢体正常的运动功能，纠正语言不利、肢体麻木不适等自觉症状。饮食疗法有治疗效果而无明显不良反应，并且取材方便，经济实用，容易被人们所接受，所以很多中风患者愿意采用饮食疗法进行调理，饮食疗法是调治中风的重要方法之一。饮食疗法的种类很多，有茶饮、主食、小吃、菜肴、汤羹等，临床中可根据中风患者的饮食原则以及患者的病情和饮食习惯等，制定长期的、适宜的食疗和药膳食谱，并坚持应用。

需要说明的是，饮食调养只是中风综合治疗的一个方面，饮食治疗既不同于单纯的食物，又不同于治病的药物，故在应用过程中需要根据病情全面考虑，一般来讲食疗的作用较弱且局限，宜在药物治疗、针灸疗法、按摩疗法、运动锻炼等其他治疗调养的基础上进行，以提高临床疗效，单纯应用饮食疗法治疗调养中风是不可取的。

03 中风患者的饮食调养原则是什么？

咨询：我今年67岁，因突发中风正在医院住院治疗，我明白饮食调养对中风患者十分重要，也很想注意饮食调养，就是不知道如何做，听说中风患者的饮食调养是有一定原则的，想进一步了解一下，请您告诉我**中风患者的饮食调养原则是什么？**

解答：的确，饮食调养对中风患者十分重要，中风患者的饮食调养是有其原则的。现将中风患者的饮食调养原则简单介绍如下，供您参考。

（1）合理搭配，清淡低盐：最适宜的饮食就是符合某病、某证时的病理生理状态的饮食。饮食宜忌的原则，既要保证足够的营养，但又不可增加脾胃的负担，在此前提下合理应用对辨病或辨证治疗中有利于病体恢复的饮食。中风患者的饮食，首先应注意合理搭配，清淡低盐，要减少饱和脂肪酸和胆固醇摄入量（胆固醇每日限制在300毫克以下），尽量少吃或不吃富含饱和脂肪酸的肥肉、动物油以及动物内脏。每日蛋白质应占总热能的12%~15%，并包含一定量的乳类、蛋类、瘦肉、鱼、大豆等优质蛋白质。要多食新鲜蔬菜、水果、粗粮等富含膳食纤维的食物，尽量少吃蔗糖、蜂蜜、水果糖、糕点等。要注意适当补充维生素 C、烟酸、维生素 B_6、维生素 E 以及钾、镁、铬等，食用其含量高的食物。饮食尽可能做到荤素、主副食合理搭配，使营养全面，结构合理，并控制食盐摄入量，做到清淡低盐（食盐摄入量每日控制在 4 克左右）。

（2）根据辨证，对症进食：食物也有寒热温凉之性，有补或攻的作用。因此，饮食的选择不仅要注意合理搭配，清淡低盐，还应以中医理论为指导，根据中风患者的特点，做到辨证配餐、对症进食，以满足所需的食疗、食补和营养的不同要求。对于气血不足、肾阳虚衰等虚寒型的患者，应忌生冷、瓜果等寒性食物，宜进食性温益气养血之品，如羊肉、小米、山药、土豆、大枣等；对于气血不足者，还应注意选用菠菜、羊肝、猪肉等具有养血作用的食品；对肝阳上亢、肾阴亏损等虚热型患者，应忌辛辣、烟酒等热性食物，宜食性凉滋阴潜阳之品，如新鲜蔬菜、甲鱼、豆制品等；痰浊中阻者，则忌食滋腻不易消化之食物及甜食等，宜食清淡利湿之品，如薏苡仁、赤小豆、冬瓜等；对于瘀血阻滞者，可多用大葱、山楂、黑芝麻、萝卜等具有理气活血化瘀作用的食物。根据饮食的属性，结合中风患者寒热虚实等的不同发病机制，合理选择食物，有助于中风的治疗和康复。

（3）饮食有度，防止偏食：美味佳肴固然于身体有益，但不一定就等于无害。饮食虽然可以调养疾病，但若食之过量，甚至偏食，则会导致阴阳失调、脏腑功能紊乱，而诱发新的病证。因此，饮食要有节制，不能一见所喜，就啖饮无度。早、中、晚三餐是人类在长期的历史进程中自然形成的一种最适宜人体需要的饮食规律，过量或不足的饮食对身体都是不利的，也不利于中风患者的治疗和康复，一般来说，饮食的基本原则应是早吃好、午吃饱、晚吃少，每餐进食以微饱即可。食疗也要讲究疗程，不宜长时间单纯食用某一种或某一类食物，要防止食疗过程中的偏食。

04 怎样护理中风患者的日常饮食？

咨询：我父亲1周前因突发脑出血正在医院住院治疗，现在虽然神志是清楚的，但吞咽困难，自己吃饭都成了问题，医生说脑出血就是通常所说的中风，对中风患者来说，除积极治疗外，护理好日常饮食也很重要，我要咨询的是怎样护理中风患者的日常饮食？

解答：在中风患者中，有一部分可出现不同程度的意识障碍、吞咽困难、感觉障碍等，如若饮食护理不当，可导致饮食呛入气管、烫伤等意外情况发生。因此，在重视中风患者饮食调理的同时，还应注意日常饮食的护理。

每餐饭前护理人员和患者都要洗净双手，最好让患者取坐位，无法坐时可取半卧位，用枕头、被子等把上半身和头部垫高，以防吞咽不适。在患者胸前应铺上毛巾，然后按患者平时吃饭的习惯，有顺序地喂饭。喂牛奶、豆浆、米汤、鸡汤等流质饮食时，可用吸管或用茶壶，其温度要适宜，不可过热或过冷，应慢吸少饮，以防流质呛入气管；固体食物要切成小块后再让患者吃，喂饭时尽量少和患者说话，更不能逗患者发笑，以免食物误入气管。

浅昏迷患者有吞咽反射并能配合进食者，在喂饭和饮水时头应偏向一侧，防止呛咳，所进食物的饭菜要尽量煮得软烂一些。深昏迷患者不能吞咽进食时，需插鼻饲管灌注流质饮食，鼻饲管需要保持清洁，用后要洗净、消毒，每次鼻饲灌注前要注意检查鼻饲管是否在胃中，灌注量不宜太多，每次以 200 毫升左右为宜，速度不宜过快，以免引起呃逆和呕吐。对于能自己用餐者，要鼓励患者在搞好护理的基础上尽量自己进餐，以增强生活自理能力。

05 中风患者如何判断自己的体质？

咨询： 我患中风已有一段时间，知道自我调养的重要性，也清楚不同类型的体质调养的侧重点各不一样，听说中医将人的体质分为七种类型，我们可以根据这些体质类型有针对性地进行饮食调养，我要问的是**中风患者如何判断自己的体质？**

解答： 人体在体质上确实存在着个体差异，中医通常将人的体质分为正常质、气虚质、阳虚质、血虚质、阴虚质、气郁质以及阳盛质七种类型。了解人的体质特点，是正确进行自我调养的前提和基础，也是辨证用膳、正确选择食疗方法的重要一环，中风患者可根据以下描述判断自己的体质类型。

正常体质：多由先天禀赋良好，加之后天调养得当所形成。

具有阴阳平衡，气血旺盛流畅，脏腑功能协调正常，机体抗病能力强的生理特征。

气虚体质：元气不足，脏腑功能衰弱，抗病能力不强。主要表现为精神疲惫，肢体倦怠，动则易出汗，易于感冒等。

阳虚体质：阳气偏衰，功能减退，热量不足，抗寒力弱。主要表现为面色淡白无华，口淡不渴，形寒喜暖，四肢欠温，不耐寒冷，精神不振，大便易溏，小便清长。

血虚体质：营血不足，濡养功能减弱。主要表现为形体瘦弱，面色苍白无华，口唇指甲色淡无华，毛发干枯易落。

阴虚体质：阴精偏衰，功能虚亏。主要表现为形体消瘦，五心烦热，口渴喜饮，舌质红，苔薄少。

气郁体质：机体气机壅滞不畅，以妇女多见。主要表现为性情急躁易怒，忧郁寡欢，时欲叹息，食欲不振等。

阳盛体质：阳气偏盛，机体各种功能亢奋，热量过多。表现为形壮体热，面色红光，喜冷怕热，口渴喜饮，口苦口臭，小便短赤，大便干结等。

06 中风患者的饮食如何因人、因时、因地而异？

咨询：我今年 67 岁，患中风已有一段时间，正在家中调养康复，我知道合理的饮食能调养中风，有助于中风的治疗康复，听说中风患者的饮食要因人、因时、因地而异，请您告诉我**中风患者的饮食如何因人、因时、因地而异？**

解答： 中风患者由于性别、年龄、体质不同，患病的季节、所处的地理环境各异，加之病情不同、饮食习惯和嗜好也不一样，所以不同中风患者的饮食应因人、因时、因地而异，原则上是根据中风患者的具体情况，选择适宜的食物。

人的体质有阴、阳、强、弱的不同，如阴虚的人形体偏瘦，舌质偏红且瘦而干，易于“上火”，情绪易激动，饮食应当以清淡为宜，忌食辛辣火燥之品；而阳虚的人则相对较丰腴，肌肉松弛，舌体胖大而质淡，饮食应偏重甘而温，而不宜寒凉。另外，由于年龄不同，生理状况的差异，故而食疗也有区别。中风多见于中老年人，中老年人组织器官与生理功能逐渐衰退，应注意补益，但不可太过，否则会适得其反，饮食应当清淡可口，荤素搭配，以素为主，同时烹调要细、软、烂、熟，宜少食多餐。

因时而异是适应四季气候的变化，选择相宜食物，但并不排斥其他一般性常用食品。一年中有春夏秋冬四季，节气时令、温度、湿度等是有差别的，中风患者在不同季节吃什么、怎样吃也应随时令而有区别。如春夏季节应注意饮食有利于阳气保养，而秋冬季节饮食要有利于阴气维护才有利于养生。春天宜多食小白菜、油菜、胡萝卜、芹菜、菠菜等；夏季以甘寒清凉为宜，适当添加清淡、祛暑的食物，如黄瓜、苦瓜、绿豆、赤小豆、薏苡仁、丝瓜等；秋季食物可适当多吃荸荠、百合、甘蔗等；冬季食品则宜多吃红枣、核桃仁、羊肉等。

我国地域辽阔，地理环境多样，尤其风俗各异，饮食习惯也相差很大，因地而异则有利于疾病的治疗和身体的康复。如西北地区多高原，气温低且干燥，故食物宜偏湿润，而南方地区气温偏高、多雨、潮湿，所以食物宜偏辛燥。还有些地区有特别的饮食习惯，如四川人爱吃麻辣，上海、苏州、无锡人爱吃甜食，山东人爱吃大葱等，地区性嗜好应当注意，但不能与治病养生的食疗混为一谈。

07 中风患者能否选用保健补品？

咨询：我1个月前因急性脑梗死到中医院住院治疗，3周后病情好转出院，现在正在家中调养康复，我知道脑梗死就是通常所说的中风，无意中看到一则保健品的广告，说对中风有辅助治疗作用，可常吃多吃，我不太相信，我想知道中风患者能否选用保健补品？

解答：保健补品用之得当确可促进病体的康复，但病有当补与不当补之分，同时保健补品还有补阴补阳、补气补血等不同，保健补品不可滥用、过服，有的患者以为保健补品有益无损，多多益善，但往往适得其反，要根据患者的具体情况有目的、有针对性地选用保健补品，切不可不加分析地乱用。当今人们生活水平提高了，加上一些商家广告的不恰当宣传，使人们迷信一些保健补品而长期滥用，这样不仅贻误治疗时机，还容易掩盖病情，日常生活中因滥用保健补品贻误病情、引发的失误时有发生。

中风患者能否选用保健补品？在众多的保健补品中，哪些适合中风患者食用，这是患者较为关心的问题。大凡具有滋补肝肾、调养气血、祛瘀化痰、活血通络等功效，能改善或消除中风患者肢体麻木、半身不遂、口眼㖞斜等症状，促进中风康复的保健品，对中风患者是有利的，可以选用，只有少数保健补品温阳生火，容易助湿生痰，对调治中风不利，这些保健补品中风患者不宜服用。

“补”的目的除立足于补充人体必需的营养成分外，还应包括调整人体脏器功能及物质代谢平衡，所以对中风患者来说，凡具有滋补肝肾、调养气血、祛瘀化痰、活血通络等功能，能增强机体抗病能力，促使阴阳平衡，脏腑功能协调，改善或消除中风患者肢体麻木、半身不遂、口眼㖞斜等症状，促进中风顺利康复的药物和食物均有一定补益作用。核桃仁、松子具有补肾固精、滋阴息风、健脑益智等功效，黑木耳、洋葱、燕麦能降低血脂、改善微循环，预防和治疗调养中风有肯定的作用，有利于中风的防治，称得上中风患者的“补药”。

中风患者要在医生的指导下按中医辨证论治的原则选用保健补品，不能仅听广告。比如人参虽是名贵的补品，但并非每个人都可以用，气虚者可以适当选用，阳热炽盛者则忌用人参；甲鱼具有滋补阴津的功效，适宜于肝肾阴虚之患者，阳虚患者不宜应用。趋补厌攻是病家的一大通病，常常干扰病变的进程而导致误治。徐灵胎在《医学源流论·人参》中针对当时喜补厌攻的风气，一针见血地指出滥用人参的害处，一般人只知道人参的滋补之功，而不知人参有“杀身破家”之害。病者吃人参致死“可以无恨”，而医家视其为“邀功避罪之圣药”。殊不知“人参一用，凡病之有邪者即死，其不得死者，终身不得愈”。保健品只能说是对某些病证有保健作用，能够包治百病的保健品是没有的，辨证论治是中医的特色和优势，选用保健补品当以辨证为基础，我们要切记。

08 适宜于中风患者服食的粥类食疗方有哪些？

咨询：我今年68岁，患中风已有一段时间，正在家中自我调养康复，我知道中风患者应注意饮食调养，听说有针对性地经常喝些食疗粥对中风具有一定的调养作用，麻烦您给我讲一讲适宜于中风患者服食的粥类食疗方有哪些？

解答：根据中风患者的具体情况经常喝些食疗粥，确实能调养中风。适宜于中风患者服食的粥类有很多，下面给您介绍一些，供参考选用。

（1）桃仁粥

原料：桃仁10~15克，大米50~100克，红糖适量。

制作：先将桃仁淘洗干净，捣烂如泥，加水研汁，去渣，之后与大米一同放入锅中，再加入清水适量，武火煮沸后，改用文火煮粥，待粥将成时，放入红糖，搅匀即成。

用法：每日1~2次，温热服食。

功效：活血化瘀通络。

适应证：气虚血瘀、脉络阻闭型中风及其后遗症。

（2）茺蔚子粥

原料：茺蔚子15克，枸杞子20克，大米100克。

制作：先将茺蔚子、枸杞子水煎去渣取汁，之后再将药汁与淘洗干净的大米同煮成粥。

用法：每日 2 次，分早、晚温热服食。

功效：平肝潜阳，清火息风。

适应证：肝肾阴虚、风阳上扰型，阴虚阳亢、痰瘀阻络型中风。也用于肝阳上亢、脉络瘀阻型中风后遗症半身不遂。

（3）栗子桂圆粥

原料：栗子 10 个，桂圆 15 克，大米 75 克。

制作：将栗子去壳洗净，切成碎块，与大米一同放入锅中，加入清水适量，武火煮沸后，改用文火慢煮，待粥将成时，放入桂圆，再稍煮即可。

用法：每日 1 次，早餐服食。

功效：补肝肾，强筋骨，通血脉。

适应证：肝肾亏虚、脉络不畅型中风及其后遗症。

（4）地黄枣仁粥

原料：生地、酸枣仁各 30 克，大米 100 克。

制作：将酸枣仁捣碎，与生地一同水煎去渣取汁，之后将药汁与淘洗干净的大米共煮成稀粥。

用法：每日 1~2 次，分早晚温热服食。

功效：滋肾水，清心火，安心神。

适应证：中风及其后遗症肝肾阴虚、心火旺盛，出现头晕耳鸣、失眠健忘症状者。

（5）山楂桑椹粥

原料：山楂、大米各 80 克，桑椹 15 克。

制作：先将山楂、桑椹水煎去渣取汁，之后把药汁与淘洗干净的大米一同倒入锅中，共同煮粥即可。

用法：每日 2 次，分早晚餐温热服食。

功效：滋补肝肾，补益阴血，活血祛瘀，降低血脂。

适应证：中风及其后遗症中医辨证属阴虚阳亢兼有血瘀者，对伴有血脂升高者尤为适宜。

（6）山楂黄精粥

原料：山楂 15 克，黄精 15~30 克，大米 100 克，白糖适量。

制作：先将山楂、黄精水煎去渣取汁，之后把药汁与淘洗干净的大米一同倒入锅中，共同煮粥，待粥将成时，调入白糖搅匀，再稍煮即可。

用法：每日 2 次，分早晚餐温热服食。

功效：祛瘀血，降血脂。

适应证：中风及其后遗症气滞血瘀呈现半身不遂者，对伴有血脂升高者尤为适宜。

09 适宜于中风患者服食的汤羹类食疗方有哪些？

咨询：我平时喜欢喝些汤或羹，自从 2 月患中风后，饮食上我特别注意，生怕影响中风的治疗康复，已很少再喝汤或羹，今天听说有些汤羹味道鲜美，具有食疗作用，比较适合中风患者食用，我想了解一下适宜于中风患者服食的汤羹类食疗方有哪些？

解答：确实有些汤羹，味道鲜美，并且具有食疗作用，比较适合中风患者食用，下面介绍一些，供您选用。

（1）黄芪炖南蛇

原料：黄芪 60 克，南蛇肉 200 克，生姜 3 片，食盐、香油各适量。

制作：将南蛇肉洗净、切块，与黄芪、生姜一同放入锅中，加入清水适量，用文火慢炖，待肉熟汤成，加食盐、香油调味即可。

用法：每日 1 次，喝汤食肉。

功效：益气通络。

适应证：气虚血瘀、脉络阻闭型中风。

（2）鹌鹑杜仲汤

原料：鹌鹑 3 只，杜仲 30 克，枸杞子、白芍各 15 克，山药 60 克，三七粉 3 克，葱段、生姜片、食盐各适量。

制作：将鹌鹑宰杀，去毛杂及内脏洗净，与洗净的杜仲、白芍、枸杞子、山药一同放入砂锅中，加入清水适量，武火煮沸后，再放入葱段、生姜片、三七粉，然后改用文火慢炖至肉熟汤成，加食盐调味即成。

用法：每日 1 次，食肉喝汤。

功效：补益肝肾，强壮筋骨，活血通络。

适应证：中风后遗症下肢痿软无力，活动不便。

（3）荠菜淡菜汤

原料：荠菜 30 克，淡菜 10 克，食盐适量。

制作：先将淡菜洗净，放入锅中，加清水适量，文火煮 30 分钟，然后放入洗净切碎的荠菜，煮沸即可，食用时用食盐调味。

用法：每日 1~2 次，吃菜喝汤。

功效：滋阴清热，平肝潜阳。

适应证：肝肾阴虚、风阳上扰型及肝肾阴虚、脉络不畅型中风，也用于肝阳上亢、脉络瘀阻型中风后遗症半身不遂。

（4）乌鸡鳝鱼汤

原料：乌鸡肉 250 克，鳝鱼 1 条（约 150 克），生龙骨、桑枝各 30 克，白芍 20 克，玄参、赤芍各 15 克，石菖蒲、天麻各 12 克，川芎、胆南星各 9 克，大葱、生姜、食盐各适量。

制作：将生龙骨、桑枝、白芍、玄参、石菖蒲、赤芍、天麻、川芎、胆南星用纱布袋装上扎口；乌鸡肉洗净切块；鳝鱼去内脏用清水洗净，再用开水稍烫一下，刮去黏液，切段；大葱洗净切段；生姜洗净切片。然后把药袋、乌鸡肉块、鳝鱼段一同放入锅中，注入清水适量，加入大葱段、生姜片，先用武火煮沸后，改用文火慢炖至乌鸡肉、鳝鱼段熟烂，捞出药袋，用食盐调味即成。

用法：每日 1 次，食肉喝汤。

功效：平肝潜阳，滋肾养肝，行气活血，化痰祛瘀。

适应证：阴虚阳亢、痰瘀阻络型中风以及中风后遗症半身不遂。

（5）黄芪灵芝蹄筋汤

原料：黄芪 20 克，灵芝、黄精、鸡血藤各 15 克，猪蹄筋 100 克，葱段、生姜片、食盐、味精各适量。

制作：将黄芪、灵芝、黄精、鸡血藤用纱布袋装上扎口；猪蹄筋洗净泡软，切段。然后把药袋、猪蹄筋一同放入锅中，加入清水适量，放入葱段、生姜片，先用武火煮沸，再改用文火慢炖至猪蹄筋熟烂，捞去药袋，加食盐、味精调味即成。

用法：每日 1 次，食蹄筋并饮汤。

功效：益气血，强筋骨，通血脉。

适应证：气虚血瘀、脉络不畅型中风后遗症半身不遂。

（6）天麻当归炖蹄筋

原料：牛蹄筋100克，当归18克，白芍15克，天麻12克，红花9克，葱段、生姜片、食盐、味精各适量。

制作：将牛蹄筋除杂洗净，切成小块，与当归、白芍、天麻、红花一同放入砂锅中，摆上葱段、生姜片，加入清水适量，置文火上炖，待牛蹄筋熟烂时，捞出当归、白芍、天麻，加入食盐、味精调味即成。

用法：每日1次，食筋饮汤。

功效：平肝养肝强筋，养血活血通络。

适应证：肝肾阴虚、脉络不畅型及肝肾阴虚、风阳上扰型中风，也用于肝阳上亢、脉络瘀阻型中风后遗症半身不遂。

10 适宜于中风患者服食的菜肴类食疗方有哪些？

咨询：我患中风已有一段时间，知道饮食调养的重要性，自从患病后每日的饮食都特别小心，生怕饮食不当对病情造成不利影响，听说有些菜肴类食疗方可调养中风，我准备试一试，但还不知道具体配方，我要咨询的是适宜于中风患者服食的菜肴类食疗方有哪些？

解答：适宜于中风患者服食的菜肴类食疗方有很多，下面给您介绍几则常用者，供您选用，希望对调剂您的饮食和调养中风有所帮助。

（1）天麻鲤鱼

原料：天麻25克，川芎、茯苓各10克，鲜鲤鱼1条（重约1000克），葱丝、生姜末、白糖、食盐、味精、胡椒粉、香油、小豆粉各适量。

制作：先将鲜鲤鱼去鳞、鳃及内脏，洗净；川芎、茯苓切成大片，用第二次米泔水泡上；再将天麻放入泡过川芎、茯苓的米泔水中浸泡4~6小时，捞出，置米饭上蒸透，切片，放入鱼头和鱼腹内备用。将鱼置于盆内，加入葱丝、生姜末及适量清水，上笼蒸30分钟。另用清汤加白糖、食盐、味精、胡椒粉、香油各适量，烧开，小豆粉勾芡，浇在天麻鱼上即成。

用法：佐餐食用或单食。

功效：平肝息风，行气活血，定惊止痛。

适应证：肝肾阴虚、风阳上扰型及肝肾阴虚、脉络不畅型中风，也用于肝阳上亢、脉络瘀阻型中风后遗症半身不遂。

（2）三七蒸鸡

原料：仔母鸡胸脯肉250克，三七粉5克，冰糖25克，葱丝、生姜末、十三香、食盐各适量。

制作：先将鸡肉洗净，切成片；冰糖捣碎。然后把三七粉、冰糖、十三香、葱丝、生姜末、食盐与鸡肉片拌匀，隔水密闭蒸熟即成。

用法：佐餐食用。

功效：益气活血通络。

适应证：气虚血瘀、脉络阻闭型中风及其后遗症以半身不遂为主要表现者。

（3）油焖春笋

原料：嫩春笋肉 250 克，酱油、红糖、味精、香油、豆油各适量。

制作：先将笋肉洗净，对剖开，用力拍松，切成 3~5 厘米的长段。然后把炒锅放在火上，倒入豆油，待油至五成热时，将春笋放入锅中煸炒约 2 分钟，至色呈微黄时，加入酱油、红糖和少量清水，用文火焖 5 分钟，待汤汁收浓时，放入味精，淋上香油即成。

用法：佐餐食用。

功效：清热化痰，祛风活血，润肠通便。

适应证：痰热上扰、痹阻脉络型中风，对伴有便秘者尤为适宜。

（4）天麻炖甲鱼

原料：甲鱼 1 只（约 450 克），天麻 15 克，葱段、生姜片、蒜头、黄酒、香油、食盐各适量。

制作：将甲鱼宰杀，用沸水稍烫后刮去泥膜，挖净体内的黄油，用甲鱼胆在壳背上涂 1 周，腹盖向上置于器皿中；天麻切片与葱段、生姜片共同覆盖其上，加黄酒适量、食盐少许，加盖后隔水炖 1.5~2 小时即可。

用法：佐餐食用。食用时蘸香油或随喜好调制蒜泥等调味汁。

功效：滋养肝肾，平肝潜阳，活血化瘀。

适应证：肝肾阴虚、脉络不畅型，肝肾阴虚、风阳上扰型，以及阴虚阳亢、痰瘀阻络型中风。

（5）柚子肉炖鸡

原料：柚子 1 个，公鸡 1 只，葱丝、生姜末、食盐各适量。

制作：将柚子去皮；公鸡宰杀，去毛杂及内脏洗净。之后把柚子肉、葱丝、生姜末、食盐一同装入鸡腹内，再将鸡放在汤盆中，加入清汤适量，隔水炖至鸡肉熟烂即成。

用法：每日 1 次，吃鸡肉并饮汤。

功效：下气定喘，止咳化痰。

适应证：中风后遗症语言不利伴有喘息痰多、胸闷气促、痰涎稀薄、脘闷食少者。

（6）鳝鱼芹菜炒翠衣

原料：鳝鱼 1 条（重约 150 克），西瓜皮 120 克，芹菜 100 克，葱段、生姜丝、蒜片、米醋、食盐、味精、香油各适量。

制作：将鳝鱼活杀，去鳞、腮及内脏等，洗净切段；西瓜皮削去外层硬皮，洗净切成条状；芹菜去根、叶，洗净切段，入沸水中焯一下捞起。然后起香油锅，待油热后倒入鳝鱼段，炒至半熟时入西瓜皮、芹菜段及葱段、生姜丝、蒜片，翻炒至将熟时，入米醋、食盐、味精，继续炒至鳝鱼熟即可。

用法：佐餐食用。

功效：育阴化痰，平肝降压，活血通络。

适应证：痰热上扰、痹阻脉络型以及肝阳上亢、脉络瘀阻型中风及其后遗症。

11 适宜于中风患者服食的面点类食疗方有哪些？

咨询：我3周前因突发中风在医院住院，经治疗病已好转并稳定，准备出院回家调养，我知道饮食调养对中风患者来说十分重要，听说有些面点具有活血化瘀通络的功效，很适合中风患者食用，想进一步了解一下，请问适宜于中风患者服食的面点类食疗方有哪些？

解答：的确，饮食调养是治疗调养中风的重要方面，确实也有一些面点具有补虚扶正、调理脾胃、活血化瘀通络等功效，比较适合中风患者食用。下面介绍一些适宜于中风患者服食的面点类食疗方，供您参考选用。

（1）萝卜饼

原料：白萝卜500克，生猪板油50克，熟火腿25克，小麦面500克，植物油、葱花、味精、黄酒、食盐各适量。

制作：将白萝卜洗净，切成细丝，加食盐稍腌挤干水分；生猪板油切成小丁，用黄酒和食盐腌一会；熟火腿切成丝，备用。小麦面200克加植物油100克揉成干油酥；小麦面300克加植物油50克、温水适量揉成水油酥。两种油酥分别另揪成10个面剂，将干油酥逐个包入水油酥内，擀长叠拢，压成圆形皮。把萝卜丝、葱花、猪板油丁、火腿丝、味精拌匀，做成馅料，包入酥皮内擀成饼形。接着平底锅上旺火，加入植物油，烧热后入饼料，将饼煎至两面金黄色熟透即成。

用法：每日 1~2 次，当点心食用。

功效：理气消积，化痰宽中。

适应证：中风及其后遗症出现脘腹胀满不适、嗳气、呃逆等症状者。

（2）山药酥

原料：怀山药 250 克，黑芝麻 15 克，白糖 100 克，植物油适量。

制作：将怀山药洗净、去皮，切成菱角块，放入六成热的油锅中，炸至外硬中软，浮上油面时捞出。将炒锅上旺火，烧热后用植物油滑锅，放入白糖，加水少许使之溶化，至糖汁成米黄色时，推入怀山药块，并不停地翻炒，使外面包上一层糖浆，最后撒上炒香的黑芝麻即可。

用法：当点心食用。

功效：健脾益胃，润肠通便。

适应证：中风及其后遗症脾胃虚弱，大便燥结者。

（3）鹌鹑蛋糕

原料：鹌鹑蛋 40 个，面粉 500 克，白糖 300 克，熟猪油 20 克，食用香精少许。

制作：将鹌鹑蛋打入大碗中，加入白糖，放入 70℃的温水 100 毫升，顺着一个方向搅打 2~5 分钟，当插上筷子不会歪倒时，撒入面粉，放入香精，轻轻地搅拌成糊浆。用大油盅 20 只，内壁涂上猪油各 1 克，将糊浆倒入盅内，每只盅只倒八成满，之后上笼用旺火蒸 15 分钟即成。

用法：作主食食用。

功效：补气血，安心神，健脑益智。

适应证：中风及其后遗症出现健忘、失眠者。

（4）地龙桃花饼

原料：黄芪、小麦面各100克，当归50克，干地龙30克，红花、赤芍、桃仁各20克，川芎10克，玉米面400克，白糖适量。

制作：将干地龙用酒浸去腥味，烘干研粉；红花、赤芍、当归、黄芪、川芎共同水煎2次，去渣取汁备用。再把地龙粉、玉米面、小麦面、白糖倒入药汁中调匀，做圆饼20个；桃仁去皮尖打碎，略炒，匀放于饼上，将饼入笼蒸熟或烤箱烤熟即可。

用法：每次1~2个，每日2次，当主食食用。

功效：益气活血，化瘀通络。

适应证：气虚血瘀、脉络阻闭型中风及其后遗症。

（5）麻仁栗子糕

原料：火麻仁、芝麻各30克，栗子粉、玉米面、红糖各适量。

制作：将火麻仁淘洗干净，研为细末，芝麻淘洗干净，之后把火麻仁末、芝麻与玉米面、栗子粉、红糖充分混合，以水和面，制成麻仁栗子糕，蒸熟即可。

用法：每日1次，当早餐食用。

功效：补虚润燥，宽中通便。

适应证：中风及其后遗症纳差脘痞，大便秘结者。

（6）山药茯苓煎饼

原料：山药粉、茯苓粉各100克，荞麦面150克，植物油适量。

制作：将山药粉、茯苓粉与荞麦面混匀，用水调成稠糊状备用。平底锅上旺火，加入植物油，烧热后每次取面糊适量，上锅摊成煎饼，煎熟即成。

用法：当主食，分早、晚餐食用。

功效：健脾利湿，补虚润燥。

适应证：中风及其后遗症出现脘痞腹胀，肢软乏力，大便溏薄者。

12 中风患者饮茶是否有益？在何种情况下不宜饮茶？

咨询：我平时喜欢喝茶，自从前段时间患中风后，担心喝茶不当会对病情造成不良影响，喝茶的次数和量都明显减少了，今天听说适当饮茶对中风不仅无害，还有调养作用，我不太相信，我要问的是**中风患者饮茶是否有益？在何种情况下不宜饮茶？**

解答：您喜欢喝茶，这是个好习惯，但喝茶并不是多多益善，应做到适时、适量，对中风患者来说，适当饮茶不仅无害，确实还有调养作用。

茶不仅可单独冲泡饮用，也可与中药配合组成“药茶”冲泡或煎煮饮用，是人们日常生活中不可缺少的饮品。我国茶文化源远流长，历代医药学家都很重视茶叶的保健价值和对茶剂的研究，在浩如烟海的古医籍中记载了大量的药茶，如《外台秘要》中有消渴茶，《太平圣惠方》中记载有药茶方 10 余种，《食鉴本草》中亦有药茶方多种。《本草纲目》中说：“茶饮之，使人益思、少卧、轻身、明目，利小便，去疾热。”合理的用茶不仅能爽神益智，对多种疾病还有辅助治疗作用，也是中风患者自我调养行之有效的方法之一。

茶叶中含有多种维生素和儿茶素，对人体的新陈代谢具有生物效能。维生素 C 对血管壁的完整性具有保护作用，维生素 P 和儿茶素可增强血管的弹性，对配合治疗中风患者的动脉硬化无疑是有益的。由于茶叶中还富含咖啡因、茶碱，有明显的兴奋大脑皮质和呼吸、循环中枢的作用，因而能增强记忆，振奋精神，消除疲劳。同时茶叶中的维生素 E、维生素 C、茶多酚亦可降低胆固醇，还能减少脂肪的积累，使血脂浓度下降，故有调治高脂血症、高血压、肥胖的功效。因此，中风患者每日适当饮茶，特别是饮用绿茶，有助于中风的治疗和病体的康复。

茶叶不仅具有上述功能，而且还有促进胃肠消化液分泌、增进食欲、消食健胃、帮助消化的功效，这对防治中风患者消化功能减弱有良好的效果。一般来说，中风患者体质较弱，若经常饮茶，可调整人体血液中的酸碱平衡，补充机体不可缺少的微量元素，如茶叶中富含的铜、镁、钼等，在不同程度上均有一定的药理功能，可提高机体的抗病能力。

饮茶虽有许多益处，但并非所有的中风患者皆适宜，有以下情况的中风患者不宜饮茶。

（1）中风患者合并贫血者不宜饮茶。因茶叶中所含的鞣酸可与铁结合成不溶性的络合物，使体内得不到足够铁的来源，故合并有贫血的患者不宜饮茶。

（2）中风患者合并有尿道结石者不宜饮茶。由于茶含有草酸，遇有随尿液排泄的钙质而结合成结石，如合并有尿结石者再饮用茶，即会加重病情。

（3）中风患者合并溃疡病及习惯性便秘者不宜饮茶。茶是一种胃酸分泌刺激剂，如饮茶对溃疡面有刺激作用。有习惯性便秘者，饮浓茶可使便秘程度加重，因为茶中的鞣酸可促使大便秘结。

（4）中风合并肝脏疾病者不宜多饮茶。茶叶中的咖啡因绝大部分经肝脏代谢，如饮茶过多，超过肝脏的代谢能力，将有损于肝脏组织。

（5）中风患者有营养不良及神经衰弱时不宜饮茶。由于茶叶有分解脂肪及兴奋神经中枢的作用，故不能饮用。若中风患者合并心脏病，亦不宜多饮浓茶，其道理是一样的。

（6）其他：若中风患者服用复方阿司匹林、含铁剂的补血药，忌饮茶；服安眠药、麻黄碱、阿托品的同时，不宜饮茶，以免降低药效；另外睡眠前及饭后亦不宜饮茶。

13 适宜中风患者饮用的药茶有哪些？

咨询：我今年68岁，患中风已有一段时间，听说有些药茶对中风有调养作用，适量饮用有助于中风的治疗康复，正好我喜欢饮茶品茶，准备试一试，但不清楚哪些药茶适宜中风患者饮用，麻烦您给我介绍一下**适宜于中风患者饮用的药茶有哪些？**

解答：正像您听说的那样，有些药茶确实对中风有调养作用，适量饮用有助于中风的治疗康复。下面介绍一些适宜中风患者饮用的药茶，您可在医生的指导下根据自己的情况选择饮用。

（1）莲心茶

原料：莲子心 5 克。

制作：将莲子心洗净，放入茶杯中，用沸水冲泡即可。

用法：每日 1 剂，代茶饮用。

功效：清心火，安心神。

适应证：中风及其后遗症心火亢盛、心烦失眠者。

（2）羊乳饮

原料：羊乳 250 毫升，竹沥水 15 毫升，蜂蜜 20 毫升，韭菜汁 10 毫升。

制作：将羊乳煮沸后，加竹沥水、蜂蜜、韭菜汁，再煮沸即可。

用法：每日 1 剂，代茶饮。

功效：豁痰化瘀通络。

适应证：痰热上扰、痹阻脉络型及阴虚血瘀、痰浊阻络型中风。

（3）山楂菊花茶

原料：菊花 15 克，山楂 20 克，冰糖适量。

制作：将菊花、山楂分别淘洗干净，放入砂锅中，水煎去渣取汁，再把冰糖放入药汁中搅拌，使其完全溶化即可。

用法：每日 1 剂，代茶饮用。

功效：疏风清热，活血化瘀。

适应证：中风及其后遗症肝火亢盛者。

（4）山楂枸杞茶

原料：山楂 30 克，枸杞子 20 克。

制作：将山楂洗净、切成薄片，与洗净的枸杞子一同放入保温杯中，冲入适量沸水，加盖闷 20 分钟即可。

用法：每日 1 剂，代茶饮用。

功效：滋补肝肾，活血通络。

适应证：中风及其后遗症半身不遂，对伴有高脂血症者尤为适宜。

（5）红花山楂茶

原料：红花（干品）2 克，鲜山楂 30 克。

制作：将鲜山楂去柄洗净，切成薄片，与淘洗干净的红花一同放入保温杯中，用适量沸水冲泡，加盖焖 5~10 分钟即可。

用法：每日 1 剂，代茶饮用。

功效：活血祛瘀，降脂化痰，通经活络。

适应证：中风及其后遗症气血瘀阻症状突出者。

（6）山楂核桃仁茶

原料：核桃仁 150 克，山楂 50 克，白糖适量。

制作：将核桃仁洗净，之后加入适量清水，将其打成核桃浆备用。山楂用水洗净，水煎去渣取汁，然后把山楂汁倒入锅中，加入白糖，边加热边搅拌，待白糖溶化后，倒入核桃仁浆搅匀，加热至微沸即可。

用法：每日 1 剂，代茶饮用。

功效：补肝肾，降血脂，化瘀滞，通血脉。

适应证：中风及其后遗症半身不遂、语言不利、口眼㖞斜者。

14 中风后遗症语言不利患者可选用哪些食疗方？

咨询： 我3个月前突发中风，经治疗右下肢麻木无力消失了，可还是遗留下语言不利的症状，我知道中风及其后遗症语言不利需要注意饮食调养，听说可用食疗方进行调理，我准备试一试，但不清楚有哪些食疗方，麻烦您告诉我**中风后遗症语言不利患者可选用哪些食疗方**？

解答： 中风后遗症语言不利较为常见，这些患者也确实需要注意饮食调养，可选用食疗方进行调理。中风后遗症语言不利患者的饮食调养宜以滋阴补肾、祛风除痰、宣窍通络为主要原则，食疗方可选用远志菖蒲饮、天麻焖鸡块、天麻猪脑炖白鸽等。

（1）远志菖蒲饮

原料：远志、石菖蒲各15克，冰糖适量。

制作：将远志、石菖蒲一同放入砂锅中，水煎去渣取汁，再在药汁中加入冰糖，搅匀使其完全溶化即可。

用法：每日1剂，代茶饮用。

（2）天麻焖鸡块

原料：母鸡1只（重约1500克），天麻15克，水发冬菇50克，鸡汤500毫升，葱丝、生姜末、食盐、植物油、五香粉、淀粉各适量。

制作：将天麻洗净，切成薄片，放碗内，上屉蒸 10 分钟取出；母鸡宰杀，去毛杂及内脏洗净，再剔去骨，切成 3 厘米见方的肉块，入热油锅中氽一下，捞出备用。将葱丝、生姜末入油锅炸出香味，加鸡汤和五香粉、食盐，倒入鸡块及水发冬菇，文火焖 40 分钟左右，待鸡肉熟烂后，入天麻片，继续焖 15 分钟后淀粉勾芡，淋在鸡块上即成。

用法：佐餐食用。

（3）天麻猪脑炖白鸽

原料：天麻、川贝母、远志各 10 克，牛膝 15 克，石菖蒲、川芎各 12 克，猪脑 1 个，白鸽 1 只，芹菜 200 克，大葱、生姜、食盐各适量。

制作：将牛膝、石菖蒲、川芎、川贝母、远志用纱布袋装上扎口；白鸽宰杀去毛杂及内脏等，洗净切块；芹菜、大葱洗净切段；天麻、生姜洗净切片。之后把药袋、白鸽肉块、猪脑一同放入锅中，注入清水适量，加入葱段及天麻片、生姜片，先用武火煮沸后，改用文火慢炖，至白鸽肉快熟时，加入芹菜，继续炖至鸽肉熟烂，捞出药袋，用食盐调味即成。

用法：每日 1 次，肉、汤及天麻片、猪脑、芹菜俱食。

15 中风后遗症口眼㖞斜患者可选用哪些食疗方？

咨询： 我前段时间因突发中风到中医院住院，经治疗左下肢麻木、活动不便的情况没有了，不过还是遗留了口眼㖞斜的症状，听说中风后遗症口眼㖞斜应注意饮食调养，可选用食疗方进行调理，我想进一步了解一下，请问**中风后遗症口眼㖞斜患者可选用哪些食疗方？**

解答： 正像您听说的那样，中风后遗症口眼㖞斜确实应注意饮食调养，可选用食疗方进行调理。中风后遗症口眼㖞斜患者的饮食调养宜以祛风除痰通络为主要原则，食疗方可选用归参炖母鸡、海带爆木耳、玉米须龟肉汤等。

（1）归参炖母鸡

原料：母鸡 1 只（重约 1500 克），当归、党参各 35 克，葱段、生姜片、料酒、五香粉、食盐各适量。

制作：将母鸡宰杀后去毛杂及内脏，洗净；当归、党参分别洗净切片。然后把当归、党参装入鸡腹中，再把母鸡放入砂锅中，加入葱段、生姜片、五香粉、料酒，注入适量清水，武火煮沸后，改用文火慢炖，至鸡肉熟烂脱骨，放入食盐调味即成。

用法：每日 1 次，食肉喝汤。

（2）海带爆木耳

原料：水发黑木耳 150 克，水发海带 70 克，大蒜 1 瓣，植物油、葱花、酱油、精盐、白糖、味精、香油各适量。

制作：将黑木耳、海带洗净，切丝备用。大蒜切成薄片，与葱花一同倒入烧热的植物油锅中爆香，再倒入海带丝、木耳丝，急速翻炒，之后加入酱油、精盐、白糖、味精，淋上香油即可。

用法：每日 1~2 次，佐餐食用。

（3）玉米须龟肉汤

原料：乌龟 1 只，玉米须 50~100 克，葱花、生姜丝、料酒、食盐各适量。

制作：将乌龟宰杀后，去头、及肠杂等，洗净，切成小块状；玉米须洗净，装入纱布袋中，扎紧袋口。把乌龟肉块、玉米须袋一同放入砂锅中，加入葱花、生姜丝、料酒、食盐及适量清水，武火煮沸后，改用文火煨炖 2 小时左右，待乌龟肉熟烂，捞出玉米须袋即可。

用法：每日 1~2 次，食乌龟肉并饮汤。

16 如何用核桃仁制成食疗方调养中风后遗症失眠、健忘及痴呆？

咨询：我父亲患有中风，现在时常失眠，记忆力也大不如从前，听说核桃仁具有健脑益智、助眠作用的功效，制成食疗方可调养中风后遗症失眠、健忘及痴呆，准备让我父亲试一试，但不知道如何使用，请问**如何用核桃仁制成食疗方调养中风后遗症失眠、健忘及痴呆？**

解答：核桃仁又名胡桃仁，是胡桃科植物胡桃的成熟果实，它含有丰富的营养素，是世界四大干果之一。中医认为其味甘，性温，具有补肾固精、温肺定喘、健脑益智、安神助眠、润肠通便之功效，是人们常用的保健食品。

有学者指出，核桃仁的外形很像人脑皮质表面的脑回沟，食核桃仁能调整脑细胞功能，令人聪明，改善睡眠。民间常用核桃仁配上黑芝麻、桑叶捣泥为丸，以治疗失眠、眩晕、健忘、便秘等。常吃核桃仁对防治动脉硬化、高血压、失眠、便秘、冠心病、中风及其后遗症、老年性痴呆等多种慢性病都有益处，是中老年人的优质食品，故有人把它称作“长寿果”。

核桃仁是调理中风后遗症失眠、健忘及痴呆的食疗佳品，以核桃仁为主料制成的调理中风后遗症失眠、健忘及痴呆的食疗方较多，常用的有下面几种。

（1）核桃麻桑丸

原料：核桃仁 80 克，黑芝麻 100 克，桑叶 60 克。

制作：将桑叶晒干、粉成细末，之后与淘洗干净的核桃仁、淘洗干净炒熟的黑芝麻一同捣烂为泥，制成小丸，装瓶备用。

用法：每次 6 克，每日 2~3 次，用温开水送服。

功效：补肝肾，养阴血，润肠道，益脑窍，安心神。

（2）四仁安神糕

原料：核桃仁、柏子仁各 15 克，松子仁、酸枣仁各 10 克，糯米粉、粳米粉各 50 克。

制作：将核桃仁、柏子仁、松子仁、酸枣仁一同研为细末，混匀后与糯米粉、粳米粉一同放入盆中，加入清水适量，揉成 8 个粉团，用模具压制成方糕，置蒸笼中蒸熟即成。

用法：每次 4 块，每日 2 次，趁热吃下。

功效：滋补肝肾，益脑安神。

（3）红糖拌核桃仁

原料：核桃8个，红糖适量。

制作：将核桃放火上烤熟去壳，取核桃仁，压碎后与红糖拌匀即可。

用法：每日1剂，于晚上用开水分2次冲服。

功效：补益肝肾，养血益脑，宁心安神，润肠通便。

（4）核桃仁芡实粥

原料：核桃仁20克，芡实30克，红枣10枚，大米50克。

制作：将核桃仁、红枣（去核）及芡实分别洗净研碎，之后与大米一同放入锅中，加入清水适量，共煮成稀粥即可。

用法：每日1剂，分早晚2次温服之。

功效：补益肺脾肾，养脑安心神。

（5）桃仁健脑粥

原料：百合10克，黑芝麻20克，核桃仁25克，大米100克。

制作：将百合洗净，大米、黑芝麻淘洗干净，之后与核桃仁一同放入锅中，加入清水适量，文火煮粥即可。

用法：每日2次，分早、晚温热服食。

功效：补肾养肝，健脑安神。

17 中风后遗症痴呆患者可选用哪些食疗方？

咨询：我母亲今年68岁，半年前因脑出血急诊到医院住院，经治疗命是保住了，口眼㖞斜也纠正了，可还是遗留下了痴呆，我知道脑出血就是中医所说的中风，听说中风后遗症痴呆可用食疗方进行调理，我想了解一下中风后遗症痴呆患者可选用哪些食疗方？

解答：您母亲罹患中风后遗症痴呆，您想了解中风后遗症痴呆患者可选用哪些食疗方，这里给您介绍几则，供您参考。需要说明的是，中风一旦出现后遗症痴呆，其治疗较为困难，尽管有诸如中药、针灸等治疗调养手段，其疗效并不满意，食疗方只是诸多治疗调养方法中的一种。

（1）四元汤

原料：莲子、桂圆肉、大枣、百合各15克。

制作：将莲子、桂圆肉、大枣、百合分别洗净，一同放入锅中，加入清水适量，武火煮沸后，改用文火炖20~30分钟即可。

用法：每日2次，食桂圆、莲子、大枣、百合，并饮汤。

功效：养心宁神，益气补虚，缓解疲劳，健脑助眠。

（2）远志莲子粥

原料：远志30克，莲子粉15克，大米50克。

制作：将远志浸泡去心皮烘干，与莲子一同研为细粉。把淘洗干净的大米放入锅中，加入清水500毫升，用武火煮沸后，改用文火熬煮成稀粥，待粥将成时，入远志、莲子粉，再稍煮片刻即成。

用法：每日1剂，早晚分食。

功效：益智安神，固肾益精，补脾养心。

（3）豆腐鱼头汤

原料：鲤鱼头1个，豆腐200克，芡实25克，芹菜少许，葱花、生姜片、食盐、麻油各适量。

制作：将鲤鱼头洗净，切成小块，放入锅中，加入葱花、生姜片及适量清水，武火煮沸后去泡沫，改用文火慢煮。芡实在热水中浸软去皮，放入鱼头汤锅中，加豆腐及食盐，淋上麻油，再放入少许洗净切碎的芹菜，稍煮片刻即成。

用法：佐餐食豆腐、鱼头肉并饮汤。

功效：滋养健脑。

（4）双耳甲鱼汤

原料：银耳、黑木耳各50克，甲鱼1只（重约750克），葱段、生姜片、黄酒、香油、精盐各适量。

制作：将甲鱼宰杀后从头颈处割开，剖腹，抽去气管，去内脏，剁去脚爪，入沸水锅中汆一下，刮去背壳黑膜，剁成数块，甲鱼壳与甲鱼肉一同放在汤锅内炖；把银耳、黑木耳水发后洗净，与精盐、葱段、生姜片、黄酒一同放入甲鱼锅中，炖至甲鱼肉熟烂入味时，捞去生姜片，淋上香油即成。

用法：佐餐食用。

功效：滋养肝肾，健脑安神。

（5）八宝鹌鹑蛋粥

原料：枸杞子、薏苡仁、扁豆、莲子、山药、桂圆肉、百合各10克，大枣6枚，鹌鹑蛋3个，大米100克，白糖适量。

制作：将枸杞子、薏苡仁、扁豆、莲子、山药、桂圆肉、百合、大枣分别淘洗干净，一同放入锅中，加入清水适量，先用文火煎煮30分钟，放入淘洗干净的大米，继续煮至米熟粥成，调入鹌鹑蛋液，再稍煮片刻，放入白糖，搅匀即可。

用法：每日2次，早、晚食用。

功效：补益气血，养心安神、健脑。

18 中风后遗症伴发便秘可选用哪些食疗方？

咨询：我患中风已近1年，现在需要每天吃药，还天天坚持康复锻炼，让人苦恼的是最近又出现了便秘，大便总是像羊粪一样坚硬难解，我知道中风后遗症伴发便秘需要注意饮食调养，可选用食疗方进行调理，我要问的是**中风后遗症伴发便秘可选用哪些食疗方？**

解答：中风后遗症伴发便秘者，在临床中并不少见，对于中风后遗症伴发便秘的患者，饮食调养是最常采用的一种方法，可根据病情的不同选用适宜的食疗方进行调理。您想了解中风后遗症伴发便秘可选用哪些食疗方，现选取几则常用者介绍如下，供您参考。

（1）生地黄粥

原料：新鲜生地黄（或干地黄）适量，粳米 100 克，蜂蜜 30 毫升。

制作：将新鲜生地黄洗净后切段，榨取汁液（也可用适量的干地黄煎取汁液）备用。把粳米淘洗干净，放入锅中，加入清水适量，武火煮沸后，入适量地黄汁液，改用文火慢煮，至米熟粥成，再加蜂蜜调匀即成。

用法：每日 2 次，分早、晚温热食用。

功效：清热生津，润肠通便。

（2）茼蒿炒笋丝

原料：茼蒿 100 克，莴笋 150 克，植物油、食盐、味精各适量。

制作：将茼蒿去老茎，洗净切成小段，莴笋去外壳，洗净切成细丝。炒锅上旺火，放入植物油，烧至八成热，入笋丝翻炒片刻，再加茼蒿段同炒，放入食盐，加水焖熟，用味精调味即成。

用法：每日 1~2 次，佐餐食用。

功效：清热润肠通便。

（3）牛奶补养粥

原料：牛奶 200 毫升，粳米 100 克，大枣 20 枚。

制作：将粳米淘洗干净，大枣去核、淘洗干净。之后把粳米、大枣一同放入锅中，加入清水适量，武火煮沸后，改用文火煮粥，待米熟粥成时，加入牛奶，再煮沸即可。

用法：每日 2 次，分早、晚食之。

功效：益气血，强身体，润肠通便。

（4）凉拌萝卜菠菜

原料：白萝卜、菠菜各100克，香油、食盐、味精各适量。

制作：先将菠菜洗净，切成段状，入沸水中烫2分钟，捞出沥干水分；将白萝卜洗净，切成细丝。之后把菠菜、萝卜丝一同放入大碗中，加香油、食盐、味精，调拌均匀即可。

用法：佐餐适量食之。

功效：下气，润肠，通便。

（5）薏苡仁百合汤

原料：薏苡仁30克，百合12克，白糖适量。

制作：将薏苡仁放入锅中，加入清水适量，武火煮沸后，改用文火煮至薏苡仁熟烂，加入百合再煮片刻，放入白糖调匀即可。

用法：每日2次，空腹温热食用。

功效：养阴补血，润肠通便。

19 运动疗法对中风有什么作用?

咨询：我半月前因突发中风到中医院住院，经治疗病已好转并稳定，准备今天出院，医生说出院后一定要重视康复锻炼，注意配合运动疗法，我知道运动在中风治疗康复中的重要性，想进一步了解一下运动疗法的作用，请您告诉我运动疗法对中风有什么作用?

解答：正像您所知道的那样，运动在中风的治疗康复中起到十分重要的作用。生命在于运动，一个健康的人，首先要有健康的体魄，并保持心理的平衡，而运动便是人类亘古不变的健康法宝。原始时代人们为了防止野兽的侵袭和伤害，需要在运动中强壮身体，增长技能；古人为了祛病延年发明了易筋经、八段锦、五禽戏等运动方法；而如今许多长寿老人，他们的健康之道仍旧是坚持运动锻炼。

运动疗法也称运动锻炼、体育疗法或医疗体育，是指在医生的帮助和指导下，运用体育运动的各种形式预防和治疗疾病的方法。运动锻炼好比一帖良方，运动可在一定程度上代替药物，但所有的药物却不能代替运动，运动使生活充满活力和朝气，运动锻炼有助于疾病的康复。运动锻炼最大的特点就是患者积极主动地参与，它充分调动患者自身的主观能动性，发挥内在的积极因素，通过机体局部或全身的运动，以消除或缓解病理状态，恢复或促进正常功能。

坚持适宜的运动锻炼可增强体质，治疗疾病，恢复机体的各种正常功能，运动有助于中风的治疗康复。运动疗法可改善中风患者的精神状态，提高神经系统的反应能力，恢复病残肢体的各种功能，提高患者的生活自理能力，有利于防止瘫痪肢体肌肉萎缩，有助于巩固疗效和减少复发。所以在中风的治疗康复过程中，运动疗法是必不可少的，是促进患者顺利康复的重要方法。

（1）改善中风患者的精神状态：中风患者由于肢体功能障碍、生活不能自理等原因，极易出现情志抑郁、消极悲观等不良情绪，对病体的康复不利。运动疗法使中风患者积极主动地参与疾病的治疗，增强了战胜疾病的信心，改善了中风患者的精神状态，能使之保持健康的心态和良好的情绪，对身体健康起到良好的调节作用。

（2）恢复患者的生活劳动能力：通过被动及主动运动，能促进肢体的血液循环，刺激神经传导功能，防止或减轻骨骼、肌肉、皮肤的废用性萎缩，牵伸短缩的肌腱和韧带，放松痉挛的肌肉，恢复关节的活动度和肌力，改善肢体和肌肉的协调性，消除或减轻肢体运动等功能障碍，最大限度地恢复中风患者的生活自理和劳动能力。

（3）促进运动代偿功能的发展：经常性的运动可以提高神经系统的反应能力及其对全身的支配与协调功能，同时还可以直接增强全身各器官系统的功能活动，促进新陈代谢。由于中枢神经系统的可塑性，当其局部受损害时，有可能通过健康部分的功能改造而得到代偿。在中枢的各神经通路之间，存在广泛的侧支循环式的轴索突触联系，神经通路传导正常时，由于这些联系的突触阻力较高，神经冲动不易通过，故表现不出它们的作用。一旦通路的正常传导受阻，有训练的影响下，可使向心及离心神经冲动在侧支循环式的轴索突触联系中通过。多次反复通过，突触阻力就会下降，冲动的传导就比较畅通，这种侧支循环式的轴索突触联系就可以代替或部分代替原来的神经通路的作用，使患者患肢的功能得到改善，这就是偏瘫通过训练发展中枢性运动代偿的基础。越是经常进行熟练的活动，参与调节这些活动的神经细胞及通路就越丰富，并且会在脑内形成固定的程序，损伤后恢复也越明显。同时，当肌肉部分瘫痪时，通过锻炼，加强残留的有功能的肌肉组织的功能，或者加强其协同的作用，也可以得到一定的运动功能代偿。通过促进运动代偿机制，可改善中风患者的肢体运动等功能，提高患者生活自理及劳动能力。

（4）减少并发症及病情的复发：通过运动疗法，可兴奋中枢神经系统，通过神经、体液的调节作用，能维持呼吸、消化等系统的正常生理功能，同时通过适当的运动，还可修复各种病理损伤，有助于防止肺炎、压疮等并发症的发生。运动锻炼可增强体质，提高抗病能力，增强心脏功能，促进全身血液循环，改善脑部血液供应，并且能减肥降压，降低血液黏稠度，对促进中风患者顺利康复，预防和减少中风复发是十分有利的。

20 中风患者怎样进行被动运动？被动运动时应注意什么？

咨询：我父亲因突发右下肢麻木、活动障碍到医院就诊，经检查诊断为中风，正在住院治疗，医生说我父亲这种情况应及早对瘫痪的肢体进行被动运动，以松解痉挛的肌肉、保持关节的活动度，我要问的是**中风患者怎样进行被动运动？被动运动时应注意什么？**

解答：被动运动适用于中风瘫痪早期及完全瘫痪的患者，它是完全靠外力来完成的运动，这种外力即可借助康复器械，也可借助他人或自身健侧肢体来实现。被动运动的目的在于促进肢体血液循环，刺激本体感受器，引起反射冲动，牵伸短缩的肌腱和韧带，松解痉挛的肌肉，保持关节的活动度，防止关节畸形。

在被动运动中，注意维持患肢诸关节的正常运动度，对瘫瘓肢体运动功能的恢复是非常重要的，施术者应按每个关节的正常活动度做屈、伸、内收、外展及旋转等运动。如肩要前方上举，侧方上举，水平内转，以及内旋、外旋；前臂要内旋、外旋；手和指要屈曲、伸展，作各指和拇指和对指、分指运动；髋要内旋、外旋、内转、外转；膝关节要屈、伸；踝关节要跖曲、背屈、内翻、外翻；足趾要屈、伸等。值得注意的是，肩关节在活动时易发生半脱位，故在上举和外转时，要一边把上臂骨压向关节窝，一边活动，幅度只限于 90 度。如果患者的关节已发生挛缩，或肌张力增高明显，在活动开始时幅度应小，随着肌肉的松弛而逐渐增加活动度；或先用按摩，或先用温水浸泡一下，然后再进行关节活动。

被动运动的动作应缓慢而柔和，要有节律性，避免做冲击性动作，不可强行牵拉，以免造成损伤。被动运动应在无痛下进行，如果出现疼痛，说明运动量或活动范围太大，那种认为不痛就不会有效的说法是不正确的。在疾病早期肢体处于软瘫时，由于肌肉松弛、肌张力低，关节活动范围不可过大，以免引起关节半脱位或损伤关节，不适当的关节运动还可引起关节内出血，引起异位性骨化，造成关节运动受限或关节强直。

且莫认为被动活动肢体是小事而忽略，否则可导致关节挛缩或畸形，肢体肌肉萎缩，轻者影响关节功能，重者可完全致残。被动运动的原则是从小关节到大关节，从远端到近端，要注意充分固定被活动关节的近端关节，以防止替代运动，对容易引起变形或已有变形的关节要重点运动。一般每个动作每次要重复 5~6 遍，每日锻炼 2~3 次，必要时可多次反复活动。

21 中风患者怎样进行主动运动?

咨询：我半月前因突发中风在医院住院，经治疗病已明显好转，除仍感觉右下肢麻木、活动不便外，别无不适，准备今天出院，医生交代出院后一定要加强康复锻炼，特别是要重视主动运动，听说主动运动是有一定要求的，我想知道中风患者怎样进行主动运动?

解答：主动运动在医疗体操中应用最广泛，旨在通过主动运动以达到恢复肌力、增加关节活动范围、改善肢体和肌肉的协调性的目的。中风不完全性瘫痪的患者，或开始为完全性一侧偏瘫，当患侧的肌力已有恢复时，均应进行主动运动。根据肌力的不同，主动运动可分为被动加主动和主动独立运动两种。主动运动较被动运动能产生更丰富的离心及向心冲动，促进功能代偿，对促进神经功能恢复，活跃局部新陈代谢，维持肢体正常解剖结构有更大的作用。

中风患者肢体的主动运动，是依靠患侧肢体自身力量进行的运动，这种运动在最初阶段的活动范围可能较小，但效果很好。因此，应尽量鼓励患者进行主动运动。实在不能完成的动作，可由医生或家属给予最低限度的协助。主动运动根据患者肌力的不同，训练动作应由简到繁，由单一关节到整个肢体运动，负荷由弱到强，时间由短到长，循序渐进，不可过急，否则可造成关节或肌肉损伤。在整个训练过程中，都要注意保持患肢于功能位置，减轻肢体畸形，这是我们应当遵循的原则。

有关主动运动的具体训练方法较多，下面仅将常用的颈部运动、腰部运动、上肢运动、下肢运动以及拱桥位训练等简要介绍如下。

（1）颈部运动：①前后屈伸：自然仰卧，反复缓慢地进行颈部的前后屈伸运动，即头的上下运动。②左右侧屈：自然仰卧，进行颈部左右侧屈运动，即头的左右运动。③旋转头颈：自然仰卧，进行颈部左右旋转运动，即面部分别转向左和右侧的运动。

（2）腰部运动：仰卧位，双膝屈曲 90 度左右，双足平踏床面，注意足跟不要离开床面，臀、腰上抬稍离床面，骨盆交替向左右两侧移动。若患者患侧髋关节外旋而不能支持时，医生或家属可协助稳定患侧髋关节。

（3）上肢运动：①对侧前方上举：仰卧，两上肢放在体侧，掌心向下，患侧上肢从前上方上举，举到垂直位，肘、腕、关节均呈伸展位，然后肩关节内收、屈肘，手伸向对侧的肩上部，作以患手触摸对侧耳杂状。②同侧前方上举：仰卧，两上肢放在体侧，掌心向下，患侧上肢从前方上举，至上举到垂直位，肘、腕关节均呈伸展位，接着患侧上肢继续上举至头上部，以手掌触及褥垫为度。③内收、外展：仰卧，患手伸向对侧的腰髋部，手掌向下，肘关节伸展，使肩关节充分内收，然后上肢向斜上方外展上举，以手掌触及褥垫为度，最初动作应缓慢进行，以后速度逐渐增快。④前臂旋转：仰卧，患侧上肢前方上举 90 度，呈垂直位，各手指尽量伸展，腕、肘关节呈伸展位，手掌向内旋转，继而手掌转向外侧。⑤肘关节屈伸：仰卧，两上肢置于体侧，患侧肘关节屈曲，似以手掌触摸同侧肩部状，然后肘关节伸直，以手掌触及褥垫为度。⑥腕关节屈伸：仰卧，两上臂靠近体侧，肘关节屈曲 90 度，腕关节做背屈运动，继而做掌屈运动，在腕关节运动过程中，要始终注意肘关节的稳定，尽量不要随腕关节的运动而屈伸。

（4）下肢运动：①髋关节屈伸：仰卧，两上肢靠近体侧，下肢伸直，患侧下肢尽量抬高，此时膝关节应呈伸展位，足部保持与小腿垂直。②膝关节屈伸：仰卧，患侧膝关节进行屈曲伸展运动，即足底在褥垫上进行前后滑动。③髋关节外展、内收：仰卧，患侧下肢向外侧移动，膝关节呈伸展位，保持足部与小腿垂直，以使髋关节充分外展，然后向内侧移动，使髋关节内收。

（5）拱桥位训练：患者仰卧，双腿屈曲，两膝并拢，两足平放于床面上，两肩稍上举及外展，两臂伸直，掌心向下，然后靠腿背肌及腿、臂的支撑，使臀部抬离床面。这个动作可主动或主动加被动反复训练，它有助于对腰背肌、腹肌及上下肢肌力的锻炼，有助于防止下肢挛缩及髋外旋。也可让患侧下肢屈曲，足平放床面上，髋关节处于内旋位，小腿与床面保持垂直，健侧下肢伸直上抬，同时令患腿用力蹬床面，使双髋抬起，如此反复锻炼，有助于增强患肢负重肌力。

对于不能下床活动的患者，自己要活动肩关节、肘关节、腕关节，并做握拳和伸指运动。下肢要坚持外展、内收以及活动髋关节、膝关节、踝关节和足趾。一般每次活动 5~10 分钟，每日活动 2 次。随着肌力的提高，活动的幅度和范围也要不断增加，并由床上锻炼逐渐过渡到搀扶床前锻炼，最后到户外锻炼。从他人搀扶站立、行走，到自己扶持物体站立、行走，再到持拐行走，最后到徒手行走。要循序渐进，做好可靠的保护，逐渐提高锻炼质量，扩大锻炼范围。待身体明显康复后，可练健身操、八段锦、易筋经等，以巩固疗效、防止疾病的复发。

22 中风患者怎样进行坐、站、行训练？

咨询： 我爱人1周前因突发中风到医院住院，经抢救命是保住了，但仍右侧肢体瘫痪，连坐、站都感到困难，医生说像我爱人这种情况必须重视坐、站、行训练，以逐步恢复生活自理能力，具体怎样训练医生没交代清楚，请问**中风患者怎样进行坐、站、行训练**？

解答： 坐、站、行训练是中风患者康复的重要一环，它有助于患者逐步恢复生活自理能力，提高生活质量，促使疾病顺利康复。您想了解中风患者怎样进行坐、站、行训练，下面做一简单介绍，希望对您有所帮助。

（1）坐位训练：一般来说，中风患者如果病情稳定，没有意识障碍，即可开始进行坐位训练，这不仅可以有效地防止肺部感染、褥疮等并发症，而且对于肢体运动功能的恢复也具有重要意义。

最初的坐位训练可将床头抬高或将靠背架调至30度，让患者靠背而坐，下肢伸展，保持水平位。以后可根据患者的病情和训练情况逐渐增大角度。为防止身体向前滑动，膝关节下方可放置一枕头或卷好的毛巾，保持膝关节屈曲20~30度。初次坐起的时间不宜过长，以后随训练及患者的功能恢复的情况逐渐延长坐起的时间。坐位姿势应取头和躯干处于一直线上，患肢肩膀保持外旋，手心向上。在能坐床边或椅子上时，要注意将双足平放于地面上，踝与地面垂直，髋取内旋位，并反复练习坐位的平衡（坐稳后，由旁人用手前、后、左、右摇晃患者，同时患者用力对抗以保持不倒），同时还应逐渐训练用足搓滚在地上的短棒以刺激足底感觉，交替摆动两侧小腿，为站立行走做准备。

（2）站立训练：对于一般中风患者而言，单纯站立并不十分困难，困难在于坐位与站立的交替。从临床来看，多数患者在最初站立位时，患者的下肢不敢负重，这就直接影响将来步行功能的恢复。因此，站立训练的重点，在于起坐动作的练习及站立位的平衡训练。

进行站立训练时，患者可在别人的扶持下站立，也可自己手扶双杠站立。在站立时，可以健侧负重做患肢的前后摆动，前摆时伸膝、踝背屈，后摆时屈膝。强化站立训练在站立训练中占有非常重要的地位。患者可先用健腿支撑全部的体重，然后试着用患腿也支撑一部分，逐渐过渡支可用双腿轮流支撑体重，此后可以练习原地踏步，为步行训练作准备。在进行原地踏步时，膝要提起，踝要背屈，足跟先着地。同时，在站立训练时应始终做好保护工作，注意站稳，防止跌倒等意外情况发生。

（3）步行训练：步行训练是中风患者促使下肢功能恢复的重要内容，当患者病情好转，站立基本稳定以后，应尽早进行。最初的步行训练有摔倒的危险，因此要在旁人的协助和保护下进行，同时要充分利用平衡杠、手杖等，先在室内锻炼，逐步过渡到日常生活的实用步行。

练习步行时，可在护理者的搀扶下进行，方法为护理者与患者的患手呈握手位（护理者拇指在上），保持肩关节外旋，重心由外旋的肩向下通过伸直的肘关节到手腕，护理者另一只手扶持患者病侧的胸和臂，伸直手腕，分开五指，尽量扩大手背与患者胸及上臂的接触面，让患者伸直的肘部靠近护理者上臂，这样一则可协助患者行走，二则患者的重心是通过患侧由髋到足，姿势正确。若用一只手扶患者，也要扶患侧。若要用助行工具时，应选用双把柄推车或双手扶持的四轮车，双侧用力，使重心随着步行反复的由一侧转向另一侧。在协助患者行走中，不要扶持患者健侧，更不要在健侧使用单一拐杖，这样会导致患者在行走时向健侧倾斜，重心移向健侧腿，而患侧上肢则会呈肩下垂、内旋，下肢外展、外旋，用足尖支撑重量，这又形成了一种痉挛姿势。患者在独立行走时，也要注意正确姿势，练习时两侧步幅及速度要匀称，应在一条直线上练习走，或循着画在地上的脚印走，时刻注意不要把身体重心移向健侧。当患者能够较灵活地独立活动时，可进一步练习跨越障碍物，上下楼梯，延长步行的距离，加快步行的速度等。

23 中风患者怎样进行日常生活动作训练？

咨询：我半月前突发中风，经治疗口眼㖞斜纠正了，头晕头痛缓解了，不过还是右下肢麻木无力、活动障碍，听医生说日常生活动作训练有助于恢复患肢各种功能，有利于提高患者独立生活能力，我想进一步了解一下，请问中风患者怎样进行日常生活动作训练？

解答：日常生活动作，是指人们为独立生活而每天必须反复进行的、最基本的、具有共性的身体动作群，是维持生命最基本的活动。对一般人来说，这些活动极其普通，无须作任何努力即可完成，但对中风偏瘫患者却常常成为极难完成的高难动作。日常生活动作训练可以直接增加肌肉的力量和改善关节的灵活性，加强各种感觉器官的协调性和统一性，有助于患肢功能的恢复，有利于提高患者独立生活的能力，而且可以使注意力集中，提高智能以减少血管性痴呆的发生。所以，中风患者必须重视进行日常生活动作的训练。

日常生活动作的训练贯穿于从翻身训练开始，到技巧训练的全过程，它不仅限于患侧肢体的功能恢复，而且是整体的功能改善。通常日常生活动作训练在患者成功完成行走训练以后开始，有些动作在坐位训练成功后即可进行，主要包括洗漱、吃饭、穿衣、上厕所等动作。日常生活动作训练必须在医务人员的指导和家属的密切协助下进行。

（1）洗漱动作：开始时用健手洗脸、漱口、梳头，以后逐步用患手协助健手，最终两手均可应用。

（2）更衣动作：锻炼自己穿衣、脱衣。衣服宜宽大柔软，款式简单。穿衣时先穿患侧，然后穿健侧，脱衣时先脱健侧，然后再脱患侧，并宜坚持练习。

（3）进食动作：锻炼自己进食，在用健手持筷子时，患手应做些扶持碗、盆等的辅助动作，并逐渐练习至患手也能持筷子等。

（4）洗澡动作：最初应在家属的协助下洗浴，淋浴或盆浴均可，洗浴的时间不宜过长。以后逐渐练习，争取患者单独洗浴。

（5）排便训练：如有便秘、尿潴留或大小便失禁者，需给予相应处理。患者患病早期一般在家属的协助下排便，以后经训练有关动作后，再过渡到自己排便。

（6）家务劳动：生活能自理后，可以训练患者做一些简单的家务劳动，如开门窗、扫地、叠被子、洗碗、室外晒衣被、种花、上街购物等，在此基础上可进行职业训练。

毫无疑问，在日常生活动作训练中，手的灵活性训练最为重要。可以练习打字、弹琴、写字、玩健身球等着重在手的灵活性的动作。右侧偏瘫的患者练习用左手写字、用餐具等，将对日后的生活非常有帮助。此外，还应练习两手的协调性，为恢复工作做好准备。

24 中风患者怎样做床上医疗体操?

咨询: 我因突然右侧肢体麻木无力、活动不便到医院就诊，经检查诊断为脑梗死，正在住院治疗，医生说脑梗死就是通常所说的中风，卧床的中风患者应注意练习床上医疗体操，以防肌肉萎缩，扩大患侧肢体活动范围，我要问的是**中风患者怎样做床上医疗体操?**

解答: 床上医疗体操适用于卧床的中风患者，使这些患者在床上就能作主动运动训练。早期练习能防止肌肉萎缩和关节畸形，扩大患侧肢体的活动范围，为离床下地活动做好准备。床上医疗体操有很多种，其内容也千差万别，侧重点各不相同。下面介绍一种较常用且效果较好的 6 节床上医疗体操，供读者参考。

第一节：取仰卧位，双手叉腰，作屈膝蹬腿运动。

（1）健侧下肢屈膝，足跟及足底贴于床面，然后用足向前蹬，伸直下肢，随即恢复原卧位。占 2 拍。

（2）患侧下肢屈膝，用足向前蹬伸直下肢，若腿部肌力不足，也可用健手伸到大腿底下，使下肢抬起，然后再前蹬。占 2 拍。

（1）（2）动作重复，作二八呼，节拍中速。

第二节：取仰卧位，双手自然放于身体两侧，作上肢伸展运动。

（1）健侧上肢向上方抬起，与躯干成 90 度，再放回原位。占 2 拍。

（2）患侧上肢以同样的方法抬起，再放回原位。占 2 拍。

（3）健侧上肢向外展 90 度，再内收放回原位。占 2 拍。

（4）患侧上肢向外展，如上肢已有屈曲改变，用健手向外推患侧上肢，以协助外展，然后内收回原来的位置。占 2 拍。

（1）（2）（3）（4）动作重复，作二八呼，节拍中速。

第三节：取仰卧位，伸直双下肢，作下肢外展内旋运动。

（1）健侧下肢外展，然后内收回复到原位置，再内旋，最后再外展至原位。占 4 拍。

（2）患侧下肢以同样的方法外展，内收复原，再内旋，然后再外展至原位。占 4 拍。

（1）（2）动作重复，作二八呼，节拍中速。

第四节：取仰卧位，双手向前平伸，掌心向下，作腕部运动。

（1）双手同时扬腕，再屈曲回到原来位置；双手屈腕，再扬起至原来位置，患手不能主动扬腕、屈腕时，健手可帮助屈伸。占 4 拍。

（2）双上肢伸直，掌心向上，屈肘 90 度，再伸直上肢，连续做 2 次。占 4 拍。

（1）（2）动作重复，作二八呼，节拍中速。

第五节：取仰卧位，伸直下肢，作足伸屈运动。

双足同时背屈，然后回到原来位置，再同时前伸，然后又回到原来位置。占 4 拍。动作重复，作二八呼，节拍中速。

第六节：取仰卧位，双手举至胸前，双手指伸直，作手指伸展运动。

双手指同时屈曲，然后握拳；再双手指伸展；最后手指伸直，如患手肌力不足或有屈曲改变时，健手帮助屈伸。占4拍。动作重复，作二八呼，节拍中速。

25 中风患者怎样做床边医疗体操？

咨询：我半月前突发中风，经住院治疗头晕、头痛缓解了，不过还是左下肢麻木无力、活动不便，听医生说有一种床边医疗体操，适用于能够离床下地活动的中风轻瘫患者，我准备试一试，但还不知道具体练习方法，麻烦您告诉我**中风患者怎样做床边医疗体操？**

解答：床边医疗体操适用于能够离床下地活动的中风轻瘫患者，其特点是比床上医疗体操活动范围要广泛，运动量要大，坚持练习能防止肌肉萎缩和关节畸形，扩大患侧肢体的活动范围，恢复肢体各种功能。《中风防治200问》（陈艳、孙怡等编著，金盾出版社出版）一书介绍的8节床边医疗体操，方便实用，效果较好，现将其具体方法简介如下。

第一节：取坐位，两腿自然下垂，作呼吸运动。

（1）两臂侧开上举，此时身体微后仰，头略抬高，胸廓伸展，用力吸气到不能再吸为止。患臂张开上举，应尽力而为。

（2）两臂自然下落，身体微向前倾，两肩稍内收，双手相抱，不能相抱时可将患臂自然放在体侧，同时慢慢呼气，直至不能再呼气时，立即转为正常呼吸。

（3）停片刻再重复（1）（2）运动，每一动作占2拍，完成（1）（2）动作共用4拍。本节二八呼，节拍慢速。

第二节：取坐位，两腿自然下垂，作拍打运动。

（1）用健手拍打患侧上肢，从肩部外侧向下到手，共作8拍。

（2）上身微屈，用健手拍打患侧下肢，从大腿根部向足踝部前侧，共作8拍。要求患者尽可能向小腿下方拍打，要注意掌握平衡，防止从椅子上向前跌倒。

（1）（2）动作重复1遍，作四八呼，节拍中速。

第三节：取坐位，两腿自然下垂，作划臂运动。

（1）掌心向上，两臂平举。

（2）翻掌，掌心向下。

（3）直臂向侧后做游泳划水样动作。

（4）两臂收回至体侧，掌心向上。

（1）（2）（3）（4）动作重复1遍。本节作四八呼，节拍中速。

第四节：取坐位，双手叉腰，或患臂放在体侧，作抬腿运动。

（1）健腿自然抬起，小腿伸直，随即放回原位。占2拍。

（2）患腿抬起到能做到的高度，然后复原。如腿部肌力不够，可以用健手帮助。占2拍。

（1）（2）动作重复1遍，作四八呼，节拍中速。

第五节：取坐位，稍向前坐，两脚踩在地上，作摇体运动。

（1）两臂自然放在体前，手掌放在腿上，身体稍向前倾斜15~45度，以不超过45度为宜。头部保持自然姿势，不要低头。

（2）随即还原坐直。占2拍。

（1）（2）动作为前后摇体运动，作二八呼。

（3）两手叉腰正坐。右手叉腰，左臂自然垂于体侧，向左倾斜 15~30 度，以不超过 30 度为宜。头部尽量保持自然姿势，随即还原坐直。占 2 拍。

（4）左手叉腰，右臂自然垂于体侧，向倾斜 15~30 度，随即还原坐直。占 2 拍。

（3）（4）动作为左右摇体，作二八呼。

本节共作四八呼，节拍中速。

第六节：用健手扶住桌面，侧立在桌旁，作扶桌弓步运动。

（1）健腿后退一步，身体微向前倾，使患腿微向前屈，健腿绷直，患脚用力踩地，随即还原直立。占 2 拍，作二八呼。

（2）健腿前进一步，身体微向前倾，使健腿轻度屈曲，患腿绷直用力踩地，随即还原直立。占 2 拍，作二八呼。

本节共作四八呼，节拍中速。

第七节：患者站在桌旁直立，两臂向前平举，掌心向下，五指尽量分开，轮换作握拳运动。

（1）翻掌使掌心向上，再翻掌使掌心向下。占 2 拍，作二八呼。

（2）手握拳，患手尽量握紧，再伸开，伸开时五指尽量分开。占 2 拍，作二八呼，随后上肢复原。

本节共作四八呼，节拍中速。

第八节：用健手扶住桌面，侧立在桌旁，作扶桌踏步运动。

（1）先抬健腿然后复原。占 1 拍。

（2）再抬患腿然后复原。占 1 拍。

健腿与患腿交替踏步作二八呼，节拍中速。

做床边医疗体操时，应有专人保护，防止患者站立不稳，动作不协调或因头晕等因素而跌倒，注意安全，避免发生意外。

26 中风患者怎样练习偏瘫患者康复操？

咨询：我父亲患中风已有一段时间，正在家中调养康复，听说练习偏瘫患者康复操能改善病残肢体功能，消除其僵硬疼痛、麻木不适等症状，对中风偏瘫患者有较好的康复效果，想给我父亲试一试，还不知道练习方法，请您给我讲一讲**中风患者怎样练习偏瘫患者康复操？**

解答：中风患者多数出现偏瘫，不但肢体关节活动受限，且常伴有肿胀、疼痛，早期安排适当的体位和被动活动，进行康复锻炼，可预防肢体挛缩畸形，促进患肢恢复各种功能。偏瘫患者康复操能改善病残肢体功能，消除其僵硬疼痛、麻木不适等症状，确实对中风偏瘫患者有较好的康复效果。下面，以右侧瘫痪操为例，对一位医学家设计的一种偏瘫患者康复操进行介绍（左侧偏瘫，则动作相反），供您参考。

（1）仰卧位，在患者右侧床旁放一个大枕头，右手臂伸直，掌心向上放在枕头上，右腋下夹一个圆筒形小软枕，手腕上按压一个 0.5 千克重的沙袋。右腿屈曲，膝下放一小软枕，右脚抵着一支撑物。这种姿势持续 1 小时，然后换成左侧卧位。

（2）仰卧位，护理人员用右手轻轻压住患者右上臂，使患者肘部抵在床上，再以左手握住患者的右手四指，上下缓缓用力，使患者肘关节前后屈伸 12~14 次。

（3）仰卧位，护理人员左手握住患者的右前臂，右手掌心与患者右手掌心相对，握住患者的右手，缓缓用力，使患者腕关节屈伸 12~14 次。

（4）仰卧位，护理人员右手按在患者右膝上，左手托住患者的右足跟，将患者膝关节屈伸 10~12 次。

（5）仰卧位，护理人员扶住患者的右手和右脚掌心，分别放在圆筒滚轴上滑动。

（6）左手持拐杖站立，但要注意两脚平均负重，整个足掌着地，躯干挺直，站稳后，先原地踏步，再向左右、前后小移动，然后顺着地上画出的脚印行走。为了让右脚有意识抬脚，可在每个脚印间安放 5~10 厘米长的小木条。

（7）坐位，右上身靠在桌边，两脚略分开着地，与肩同宽，右臂放在桌上。护理人员右手按在患者右肘弯上端，右手心与患者右手心盯对而握，将患者右肘作轻缓的屈伸运动，并微微抖动。

（8）坐位，面对桌面，两脚分开着地。右臂屈肘成直角，右上臂与躯干成直角置于桌上，五指伸直张开，掌心向下。护理人员右手按压患者的右手，同时左手将患者的右肘缓缓托起。

（9）坐位，两脚分开，左手放在左膝上，起支撑作用。右臂伸直，右手手指张开，掌心向下垫在右大腿下。护理人员左手握着患者右肩，右手握着患者的右肘部轻微的抖动。

（10）侧坐在靠背椅子上，右侧躯干靠向椅背，将椅背夹在右腋下。护理人员握住患者右臂缓慢的摆动。

（11）坐位，面对桌面，两脚分开着地，右臂屈肘成直角，右上臂与躯干成直角置于桌上，五指伸直张开，掌心向下。护理人员左手按住患者的右前臂，右手握拳在患者右手背上上下按摩。

（12）坐位，面对桌面，两脚分开着地，右臂屈肘成直角，右上臂与躯干成直角置于桌上，五指伸直张开，掌心向下。护理人员右手握住患者的右手拇指，左手握住其余四指，把患者拇指和其余四指缓缓分开，持续 1~3 分钟后放松。

如果患者开始能屈伸膝、肘关节，可以进行以下几节自我锻炼。

（13）桌前坐，两脚向两侧分开与肩同宽。双手放在桌上，右臂伸直，用左手按压右手；同时右下肢作前后摆腿动作，以活动右膝关节。

（14）在靠背椅子上坐定，两臂伸直握住拐杖把，右手在下，左手在上，然后把右腿放在左腿上。双腿交替练习。

（15）面对椅背站立，距椅子约半步，双手扶在椅背上，双脚并拢。先右脚向右侧横跨一步，左脚即跟进，接着左脚向左侧横跨一步，右脚即跟进。练习时注意双腿呈半屈膝状，两脚横跨在一条线上。

（16）以左侧身体贴近椅背站立在靠背椅的后面。左手扶在椅背上，右腿半屈膝，左脚向前后移步，步幅不宜太大。

（17）坐位，在右脚尖系一绳子，左脚尖抵住右脚踝，绳子的另一端让患者两手抓紧，然后两臂用力把右脚提起，同时左脚尖在后面帮助右脚上提。

第 15~17 节有助于增强腿部肌肉的收缩，每节应练习 5~6 次，3~6 个月后，可逐渐增加到 10 次。

在练习偏瘫患者康复操时，护理人员应掌握动作要点，注意保护患者，最好在医生的指导下进行。

27 中风患者怎样进行三段运动锻炼？

咨询： 我母亲1周前因突发脑出血正在医院住院治疗，现在舌根发硬、语言不利、右侧肢体瘫痪，医生说我母亲的情况就是通常所说的中风，一定要重视康复锻炼，可以采取三段运动锻炼的方法进行锻炼，我要咨询的是中风患者怎样进行三段运动锻炼？

解答： 医生说得没错，中风患者一定要重视康复锻炼。三段运动锻炼适用于中风偏瘫患者恢复期的康复治疗，若能坚持练习，对恢复肢体功能大有帮助。下面是三段运动锻炼的具体练习方法。

1. 第一阶段： 目的是训练患者能坐起和站立。除了作瘫痪肢体的按摩和被动运动外，还应根据恢复的程度进行练习。

（1）仰卧位，足踝和足趾屈伸练习（重点是勾脚，即足背屈）；髋、膝关节屈伸练习。

（2）坐起练习，最初由家人扶助从床上坐起，以后逐渐过渡到自己坐起。

（3）站立训练，由家人扶助练习起立、坐下，逐渐过渡到自己能起立、坐下，并重点练习站立位的平衡。

2. 第二阶段： 目的是训练患者能恢复步行，并改善上肢活动能力，尤其是改善手指的活动能力，能步行和拿东西。

（1）在扶持下，身体向左右摆动，使两腿轮流负重。

（2）在扶持下踏步。

（3）在扶持下向侧方挪步或步行，并逐步过渡到持杖及徒手行走。

（4）训练手活动功能的主要方法是用按摩和被动运动消除手指的屈位挛缩，手指作屈伸开合等练习，利用打结、解纽扣、打算盘、写字等方法训练手的细致活动功能。

3. 第三阶段：目的是训练患者恢复日常生活和基本技巧，达到生活自理。

（1）步行的进一步训练，包括各种复杂的步行，如高抬腿走，弓箭步，越过障碍物，各种速度的步行，较长距离的步行，在斜坡上步行，以及上下楼梯等练习。

（2）日常生活运动训练，包括洗脸、更衣、进食、排便等动作的训练，在生活能自理后，还应练习做一些简单的家务劳动，在此同时可进行职业训练。

在运用三段运动锻炼法时，应注意以下两点：一是运动量要小，不要明显加重心血管系统的负担，尤其要注意循序渐进，逐渐加大运动量；二是要注意安全，做站立及步行练习时要有人保护，以防摔倒等意外发生。

除上述三阶段的训练外，耸肩、碰膝、按摩也有利于病体的康复，应注意练习。①耸肩：患侧上肢不能动时，肩膀可用力向上耸患肩，耸后下沉，幅度由小到大，每次 50~100 下，这样能促进血液向患侧肩部及上肢流动，改善局部营养，防止肌肉萎缩，有助于患者肢的功能早日恢复。②碰膝：坐在凳子上，两脚平放在地上，两膝用力向一块碰，每次 50~100 下，每日 2 次，这样能加强患腿的活动度，改善局部的血液循环，但应注意膝关节疼痛时宜减少练习次数。③按摩：用健手按摩患者的上下肢，直到局部发热为止，每次 2~3 次。

28 中风患者在进行运动锻炼时应注意什么？

咨询：我患中风已有一段时间，现在仍右下肢麻木僵硬、活动不便，给工作和生活带来诸多不便，我知道运动锻炼的重要性，听说中风患者的运动锻炼并非是随意的，无限制的，有很多需要注意的地方，想了解一下，请问中风患者在进行运动锻炼时应注意什么？

解答：的确像您听说的那样，中风患者的运动锻炼并非是随意的，无限制的，有很多需要注意的地方。为了保证运动锻炼安全有效，促进中风患者顺利康复，中风患者在进行运动锻炼康复时，应注意以下几点。

（1）选择适宜的运动疗法：运动锻炼的种类和项目很多，中风患者应在医生的指导下，根据病情的不同，选择与之相适应的运动方法，在明白注意事项后，再进行运动锻炼。要严格掌握运动疗法的适应证及禁忌证，严防有禁忌证的患者进行运动锻炼。由于中风患者的年龄、体质、病情及康复情况各不一样，所以运动疗法的具体内容也应各不相同，决不能用一种运动锻炼方法去调治所有的中风患者。

（2）选择最佳的锻炼时机：要抓住运动疗法的最佳时机进行锻炼，以提高治疗康复效果。一般认为，中风患者运动锻炼的时间越早越好，而后遗症患者运动锻炼的效果常较差。中风患者在病情稳定后，应及时开始运动锻炼，通常患者肌力0~Ⅰ级时进行矫形、按摩、被动运动；肌力Ⅱ级时进一步加强被动运动并结合主动运动，逐渐减少被动运动中的辅助力；肌力Ⅲ级时以主动运动为主；肌力Ⅳ级时给予人为阻力进行锻炼，以逐步恢复到正常运动功能。

（3）循序渐进，持之以恒：要根据中风患者的病情及肢体功能情况，运动由易到难，由简单到复杂，由低级到高级，运动量由小到大，循序渐进地进行，使患者逐渐适应，并在适应中改善功能。运动量过小达不到锻炼的效果，不适当的过量运动又可能给机体造成损害，对患者的康复都不利。运动疗法起效较慢，并非一朝一夕之功，中风患者应树立信心，持之以恒地坚持锻炼，希望短期内就有明显效果，或是三天打鱼、两天晒网，都不会达到应有的效果。

（4）注意与其他疗法配合：运动锻炼并非万能，它显效较慢，有一定的局限性，应注意与药物治疗、针灸疗法、按摩疗法等治疗调养方法配合应用，以发挥综合治疗的优势，提高临床疗效，使中风患者尽快康复，切不可一味强调运动锻炼而忽视了其他治疗方法。

29 怎样对中风患者进行家庭护理？

咨询：我父亲今年66岁，半月前因中风在中医院住院，经治疗除左下肢麻木、活动不便外，别无不适，准备今天出院，医生说出院后家庭护理显得尤其重要，护理患者是否科学、合理，直接影响到中风患者的康复，我要问的是**怎样对中风患者进行家庭护理？**

解答：中风恢复期和后遗症患者，绝大多数是在家中继续治疗和康复的，其家庭护理此时显得尤其重要，护理患者是否科学、合理，直接影响到患者的康复。家庭护理与急性期的护理有诸多共同之处，但也有其特点，通常认为，中风患者的家庭护理应注意以下几个方面。

（1）日常生活护理：日常生活护理首先要创造良好的居住环境，居室以向阳为佳，采光要充分，明亮温暖，防止阴暗潮湿，室温以18℃~22℃为宜，湿度以60%左右为宜，房间要经常通风换气，保持室内空气清新。其次穿着的衣服应柔软，冷暖适中，内衣最好为纯棉，透气性好，还应注意勤更换，勤清洗。再者床铺要整洁、干燥，经常晾晒和清洗，防止潮湿和有污物。

（2）饮食家庭护理：膳食营养要全面，除保证蛋白质的供应外，还应经常食用富含维生素的蔬菜、水果，由于长期卧床，老年人肠蠕动减慢，容易发生便秘，每天应吃些粗纤维食物。

合并糖尿病的患者应禁食含糖高的食物，按医嘱控制饮食和服用降糖药物。吞咽困难和饮水发呛者，在吃饭、喝水时不要急，同时注意改变其吃饭、喝水的体位，在体位变换中可试用半卧位、坐位，在坐位时也可调整头的位置，如前倾、后倾等，在此基础上劝患者少量多次饮水，进餐应以米粥、软面条之类食物为主，有利于吞咽。要做好各种保护工作，饮食不可过热，防止食物烫伤肌肤或溢于衣服上，同时要鼓励患者自己进食，以逐步提高自理能力。

（3）口腔家庭护理：能自理的患者，每天早、晚漱口刷牙 1 次，不能自理者则应由家人协助患者漱口刷牙。对咀嚼吞咽不畅者，于每次就餐后清洁口腔，防止食物残渣滞留口腔引起口腔炎或误吸。对于应用鼻饲进食者，每天应进行 2 次口腔清洁。

（4）皮肤家庭护理：清洁皮肤能促进血液循环，有安眠、镇静之功效，应每星期淋浴 1 次，每次 15~30 分钟，水温以 30℃ ~40℃为宜，水温过高易造成皮肤脱脂，甚至周围血管扩张而虚脱，水温过低易使肯血管收缩发生感冒。对卧床患者每 2~3 小时应翻身 1 次，最长不超过 4 小时，骨隆突部位及易受压部位垫软垫或棉圈，并用 50% 酒精轻轻按摩，衣被潮湿时随时更换。合并糖尿病的患者皮肤护理更为重要，一旦出现感染，及时到医院诊治。

（5）大小便家庭护理：要养成定时排大便的习惯，对有习惯性便秘的患者应多食用富含粗纤维的食物或服用缓泻药，如番泻叶代茶或以开塞露通便。对大小便失禁者，应及时擦洗局部，使之保持清洁干燥，男性患者可于阴茎处接塑料袋。

（6）患肢康复锻炼：对遗留有肢体功能障碍的患者，要在做好保护工作的前提下，由易到难、由慢到快、由简单到复杂地进行肢体功能的康复锻炼，可先在家庭的协助下进行，并逐步过渡到尽量自己锻炼，以恢复肢体的各种功能。

（7）语言康复训练：对遗留有语言功能障碍的患者，要循序渐进地进行语方康复训练。可先从发音开始，然后学说常用的、最熟悉的单字，再依次学双音词、短语、短句，训练患者说出日常生活用语、物品及熟悉的器官，练习简单对话，唱自己熟悉的歌曲，逐步增加词汇量和语言范围。

（8）适宜的心理护理：中风患者由于瘫痪、失语、生活不能自理等，易产生孤独、焦虑、悲观等一系列复杂的心理变化，此时家属应加强与患者的感情交流，进行适宜的心理护理，消除其不良情绪，增强其战胜疾病的信心，以积极配合治疗。

30 中风患者大便失常怎样护理?

咨询：我爱人因突发中风正在医院住院治疗，让人苦恼的是由于右侧肢体瘫痪，卧床不起，还出现了大便秘结难解的症状，听医生说中风后就容易大便失常，出现大便失禁或秘结，对中风后大便失常者，做好护理工作十分重要，我想知道中风患者大便失常怎样护理?

解答：中风患者由于长期卧床等原因，出现大便秘结者相当多见，由于用力排便时可引起颅内压增高而诱发脑疝或再度出血等，因此保持大便通畅十分重要。为了保持大便通畅，要鼓励患者多运动，卧床者要进行腹部运动、自我按摩腹部以增加肠蠕动。在饮食上要注意饮入足够的水分，应常吃含纤维素较多的食物，如蔬菜、水果及块状食物，促使大便形成及肠蠕动。要了解患者解大便的习惯，如姿势、次数、间隔天数等，排便时间一般在早餐后最适宜，因这时胃肠反射最强，卧床患者取侧卧位，垫上专用的防水胶单及便纸，最好不用便盆，以免臀部受压而形成压疮，坐位平衡功能较好的患者应进行坐位排便训练。一般应保证 1~3 天大便 1 次，必要时可开塞露、果导片等通便。若实在不行，还可给予灌肠或戴上手套从肛门掏取粪便。

中风后出现大便失禁者也不少见，大便失禁者可引起会阴部发炎、糜烂及泌尿系感染等，对大便失禁者应注意肛门周围及会阴部的卫生，可用尿布垫好，并勤换勤洗。如发现肛门周围皮肤潮红，应用温水洗净并扑上爽身粉等，以保持干燥。如患者大便次数过多，又无感染的情况，可选择应用蒙脱石散、地芬诺酯等具有保护肠黏膜及收涩、止泻作用的药物。如有肠炎、细菌性痢疾，可选用盐酸小檗碱片、诺氟沙星等药物，也可根据辨证应用中药治疗。

31 怎样预防和护理压疮？

咨询：我父亲5天前因突发中风到医院住院治疗，经抢救命是保住了，但还是右下肢瘫痪，连坐、站都感到困难，医生说压疮是中风偏瘫患者最常见的并发症，必须高度重视，注意预防，一旦发生压疮，还要做好护理工作，请您给我讲一讲怎样预防和护理压疮？

解答：中风患者由于瘫痪卧床，大小便失禁，常使局部潮湿，加之床铺的污染，易发生感染；自身不能变换体位，皮肤感觉减退或消失，骨突部位因受压，循环功能较差等，易致组织缺血、坏死而形成压疮。压疮是中风偏瘫患者最常见的并发症，做到皮肤护理，预防压疮的发生，是关系到患者顺利恢复健康和延续生命的重要一环。

为了预防压疮的发生，必须做到勤翻身、彻底翻身，并检查皮肤、衣服、被单与床面是否干燥和平整，当受压皮肤发红时，应用手掌揉摩，以利改善局部血液循环。一般说，对不能自行翻身的患者，应每2小时翻身1次，翻身时动作要轻，避免推、拖、拉等动作，防止损伤皮肤，大小便时不要使用掉瓷的便器。出血性中风患者翻身时，既要注意少搬动头部，又要坚持定时翻身。为了使受压部位的受压时间均等，可采用左侧卧位→平卧位→右侧卧位→平卧位→左侧卧位的方式，以此反复循环，可防止、减少压疮的发生。在更换体位后，要仔细观察受压部位有无将要发生压疮的迹象。卧床患者每周要擦浴或洗澡1~2次，会阴部每天清洁1次，有大小便污染者及时处理，尤其要注意皮肤皱褶处的卫生。要经常保持床铺的清洁、平整、干燥、柔软，定时对压疮好发部位的局部皮肤、肌肉进行按摩，以促进局部血液循环，改善营养。对受压部位可每隔2小时按摩1次，其他部位时间可适当延长。在按摩时可配合应用按摩乳、消伤痛搽剂等。

如若压疮已经形成，护理工作更应精心细致。一般情况下，Ⅰ、Ⅱ期压疮可以很快治愈，而Ⅲ期压疮往往较难取效，所以早预防、早发现、早治疗是十分重要的。Ⅰ期压疮是由短暂性循环障碍引起的，表现为皮肤发红，解除压迫后、肤色即转正常；Ⅱ期压疮则是表浅组织损害，主要表现为解除压迫后红斑不消失，并可伴有表浅组织肿胀、水泡形成、表皮破损等；Ⅲ期压疮则是穿透性压疮，不仅限于皮肤损害，而且已经引起皮下组织的损害，有的穿透较深。对表浅组织肿胀者，为了阻止进一步发展，促使其及时康复，可在硬块的周围用50%乙醇按摩，每日数次，并避免该处再次受压；还可用特定电磁波治疗仪（简称神灯）在适当的距离对着疮面烘烤，每次烘烤30分钟，每日1次。对水泡形成者，可局部涂以油膏，保持局部清洁，用消毒纱布覆盖包扎，并经常观察水泡的情况，严防再次受压及污染等。皮肤破损并伴有渗出时，除每日烘烤局部外，还要根据疮面的具体情况，合理换药，以免疮面进一步发展及污染，常用药物有生肌散、鸡蛋油纱条等，并可用大小合适的气圈或海绵圈使破损处置于悬空位置。如若发生穿透性压疮时，治疗、护理就较困难了，要有长时间治疗的思想准备，不能急于求成，首先清洗伤口，消除坏死组织及不利于疮面愈合的因素，用足够量的抗生素及促进肌肉生长的药物，如生肌散、鸡蛋油纱条等，进行综合治疗，同时要做到精心护理，方可取得好的疗效。

32 中风患者的心理症结有哪些？

咨询： 我3天前因突然头晕、左下肢麻木无力到医院就诊，经检查诊断为中风，正在住院治疗，听说中风难以治愈，容易遗留半身不遂，我很悲观，医生说我这种情况属于中风患者的心理症结，听说中风患者的心理症结有多种，请问**中风患者的心理症结有哪些**？

解答： 中风患者的心理症结是多种多样的，您感到悲观，这只是中风患者心理症结中的一种类型。人的心理活动，是脑的神经精神功能活动的表现，即脑的功能之一。中医认为“精神内守，病安从来”，说明人的精神、心理状态与疾病的发生发展密切相关。在中风患者中，由于生理的、社会的、经济的等多种因素的作用，可引起患者一系列心理变化，伴随在疾病康复的始终。心理康复与神经功能的康复密切相关，互相促进，消除意识中的“心理创伤”，解除心理创伤对中风治疗康复的干扰，使中风患者建立健康的心理状态，是中风患者得以顺利康复重要一环。

中风病发病急，危险性大，预后差，后遗症多，致死、致残率高。患者得病后，本人、家属、亲友、同事都会感到非常紧张，为病患者的生命和一切与病情相关的事情担忧。尤其是中风多突然发病，使一个好好的人在几分钟或数小时之内就变成瘫痪、不会说话，或昏迷，清醒后突然发现自己瘫痪、失语、生活不能自理等，患者难以承受突如其来的疾病打击，会造成心理上的创伤，出现紧张、多虑、忧郁、焦急、恳求、绝望等一系列复杂的心理变化，出现诸多心理症结。

33 怎样对中风患者进行心理呵护？

咨询： 我母亲1周前突发中风，正在住院治疗，自从患病后，她像变了个人似的，紧张、焦虑，生怕遗留下半身不遂给家人带来负担，我知道对中风患者进行心理呵护，增强战胜疾病的信心，有助于中风的治疗和康复，我要咨询的是**怎样对中风患者进行心理呵护？**

解答： 对中风患者来说，做好心理呵护，调整好心态，正确对待疾病，增强战胜疾病的信心，确实有助于中风的治疗和康复。医护人员要关心体贴患者，做好心理护理工作，如解释各种患者难以理解的问题，针对疾病的发展规律，让患者了解自己的病情，增强患者战胜疾病的信心，积极主动地配合各种检查和治疗工作，使患者建立健康的心态，同时要做好患者家属的工作，使他们关心体贴患者，协助医护人员解除患者的后顾之忧。

在护理工作中，要针对不同性格的患者和中风患者的不同心理症结，采取不同的心理护理方法。对外向型患者应多与其交谈，了解其生活、家庭及思想情况，在精神上多给予安慰、开导和鼓励；对于内向型性格的患者则应从生活护理方面多关心体贴患者，常为其排忧解难，使其为我们的热心关怀而感动，从而感到生活上的希望，恢复信心。同时还要排除外来因素的干扰和影响，如家庭、工作、经济、团结等因素，往往会直接导致患者情绪的改变，并促使病情加重或出现反复。所以在患者的治疗和康复期间，应尽量避免精神上的刺激，保证治疗的护理工作的顺利，使患者早日恢复健康。

医护人员要待患者如亲人，多深入病房，多问候患者，多与患者接触和热情交谈，及时发现患者的痛苦，及时治疗处理，建立患者对医护人员的信赖感；要了解和理解患者的心理，及时发现患者的心理变化，并积极帮助解除其心理问题。作为患者家属，要多与患者接触交谈，多开导、安慰和鼓励，对患者应关怀备至，以消除其孤单寂寞心理；在护理患者时，表情要和颜悦色，语言需亲切耐心，不要说任何伤害患者心理感情的话；特别是对生活不能自理的患者，在喂药、喂饭、洗脸、洗澡、处理大小便、翻身等护理时，不能流露出任何不耐烦的情绪；对不能行动者，家属多陪伴，搀扶患者多做些行走锻炼，对语言不利者，多陪同练习等。这些对建立患者良好的心理，树立战胜疾病的信心，提高临床疗效，促进中风患者顺利康复，都是非常重要的。

34 中风患者起居养生的要点有哪些？

咨询：我父亲半月前因中风在医院住院，经治疗除左下肢麻木、活动不便外，已别无不适，医生建议出院回家继续调养康复，听说中风患者应注意起居养生，保持规律化的生活起居，同时起居养生有一些要点，请您给我讲一讲中风患者起居养生的要点有哪些？

解答：起居养生是指通过科学合理的生活方式，来达到促进健康、调养疾病的目的。生活是丰富多彩的，影响生活质量、有碍于健康的行为也有许多。中风病病程较长，至今仍没有理想的治疗方法，良好的生活习惯有助于中风患者脑神经细胞功能的恢复，规律化的生活能使脑神经细胞的兴奋与抑制平衡、协调，有节奏地工作，休息得合理与否关系到中风患者是否能够顺利康复，合理的起居非常重要。在日常生活中，如能科学地安排每天的休息、活动，保证合理的休息、睡眠，有规律地生活，对于中风患者各种功能的恢复将起到重要的作用。中风患者的起居养生，要注意以下几点。

（1）合理安排居住环境：适宜的生活居住环境对中风患者的康复有促进作用。一般来说，中风患者居住的房屋以坐北朝南为好，门窗朝向太阳，采光要充分，明亮温暖，防止阴暗潮湿。居室内的温度以18℃ ~22℃为宜，低于10℃或高于30℃，人们都有难以耐受的不良反应。气温较低时，患者会出现畏寒、哆嗦等，此时机体周围血管收缩，血容量减少；气温较高时，患者则会出现闷热不适的感觉，引起血管扩张，心率加快，大量出汗，消耗体液等，均不利于中风患者的顺利康复。室内应有良好的通风设施，当空气流动速度快时，能带走较多的热能、水分，以保持室内干燥，有利于人体散热，给患者以舒适的感受。

庭院和居室内应放置盆花或在庭院种植花草，以美化环境，净化空气，使患者愉悦、兴奋，通过人体的感觉，调整和改善机体的各种功能，消除精神紧张，减轻疲劳，以利健脑和促进中风患者康复。总之，中风患者的居住环境应尽量做到舒适、合理，以保持患者心情舒畅，有助于病体的顺利康复。

（2）生活起居要有规律：良好的居住环境是中风患者得以顺利康复的前提和基础，做到起居有常、生活规律则是病体康复的重要条件。中风患者一定要做到生活有规律，每天按时起床，按时睡觉，注意饮食营养，合理安排工作、休息和锻炼，劳逸结合，生活顺从人体生物钟的节拍，按部就班，养成习惯。生活有序，在大脑皮质就会形成相应的条件反射，以保证内脏器官有条不紊地工作，促进神经系统功能复常，求得中风患者的尽快康复。

科学合理的起居除了有规律地生活、工作和休息外，合理的睡眠尤其重要。中风患者要注意睡眠，但并不是说睡的越多越好，俗话说“久卧伤气”，久卧会造成新陈代谢下降，营养障碍，气血不畅，筋脉不舒。一般认为，中风患者每晚睡 8 小时，中午睡 1 小时就可以了。当然，睡眠要注意质量，晚睡前切勿饮浓茶、咖啡或刺激性饮料，晚饭宜清淡，切勿过饱、过咸，入睡前用热水泡脚，做几节保健按摩操，都可诱导入睡，保证睡眠质量。睡眠后以感到头脑清晰、舒适清爽为佳。

（3）科学进行康复锻炼：康复锻炼是减轻或消除躯体和精神上的功能缺陷，最大限度地恢复中风患者生活和工作能力的有效方法。但是，由于人们对康复锻炼的重要性认识不够，或只治不练，或错过了最佳康复锻炼时机，或没有科学地进行康复锻炼，致使能够恢复正常生活和工作能力的没有恢复，不应出现后遗症地留下了终身残疾。为了提高中风患者的生存质量，最大限度地恢复其生活和工作能力，必须重视康复锻炼的作用，在日常生活中注意合理休息，科学地进行康复锻炼。

中风患者的康复锻炼可分为卧床期、离床期和步行期末3个阶段，后两个阶段又称为功能康复期，原则上康复锻炼应在病情稳定后尽早开始。康复活动的步骤是初为被动活动，继为主动活动；先在床上活动，以后离床在室内、室外活动；先搀扶，继之独立活动；初宜采取短时间多次锻炼，逐渐增加活动量。在不能作主动活动时，可进行体疗、按摩，加强患肢的被动运动。起床活动可以从坐位训练、扶床站立开始，到靠椅背静坐、倚窗赏景、室内外搀扶行走，到自理生活，逐步增加活动的难度和强度。要做到床上锻炼和离床活动相结合，床上锻炼为离床活动打基础，而离床活动又是床上锻炼的继续。坐在床上进行上下肢的功能锻炼时，可用患者肢作适当的体操、拉绳、提物，练习仰卧起坐，仰卧伸手、抬腿，逐渐适应坐、站等体位的改变，为站创造条件。然后由拄拐自立到靠墙自立，最后练习迈步行走。通过锻炼，努力掌握坐、站、行等基本动作和恢复生活自理能力。可以做一些力所能及的家务劳动，要消除“绝对卧床静养”“只治不练”等错误思想和消极观念，但也要防止操之过急，避免过度疲劳。要注意逐渐增加活动量，不要急于求成。

对于不同的中风患者，康复锻炼的方式和休息时间的长短不能刻板地作统一规定，每个人可根据自己的年龄、体质、职业、病情的轻重以及活动能力等，摸索出对自己适度的活动方式和活动量，总的原则是运动量的增加以不疲劳为度，每次活动以自觉微微出汗为宜。运动后如果食欲好转、身心愉快，肢体轻松舒适，则可在此基础上量力而行的加大一些活动量。只要循序渐进，积极锻炼，合理休息，无疑会促进肢体功能的恢复，促使中风患者顺利康复。有的中风患者总怕活动过早会使病情加重或复发，迟迟不愿活动，最终导致肢体挛缩；也有一些患者一味地活动、锻炼，不注意合理休息，致使病情反复，或出现并发症。这两种做法都不利于中风患者顺利康复。在日常生活中注意合理休息，科学地进行康复锻炼，才是中风患者康复的适宜方法。

35 中风患者日常生活中应注意什么？

咨询：我患中风已有一段时间，正在家中调养康复，我知道疾病是三分治疗，七分调养，中风患者除必要的药物治疗和康复锻炼外，应重视自我调养，日常生活中还有很多需要注意的地方，不过我还不清楚如何调养，我要咨询的是中风患者日常生活中应注意什么？

解答：人们常说疾病三分治疗，七分调养，中风更是如此。

中风的自我调养，应注意从日常生活起居调摄做起。中风患者在日常生活中应注意以下几点。

（1）天天应有好心情：不良情绪不仅可诱发中风，也影响着中风的治疗和病体的康复。因此，中风患者保持情绪稳定，保持好心情十分重要。首先要充实和调剂自己的精神生活，做一些力所能及的事，还可培养下棋、养花、养鸟、钓鱼、练习及欣赏书画等爱好，使自己的思想从病痛中解脱出来。其次要唯物地、乐观地面对人生，要克服垂暮或夕阳心理，树立战胜疾病的坚定信心，以积极的态度面对疾病、面对晚年，积极致力于病体的康复。再者要实事求是地认识和处理心理、社会事件，消除过高要求和激烈竞争的事件，克服过分喜悦、愤怒、焦虑、恐惧等因素，学会自我控制，做情绪的主人，使突然发生的不良情况化为平静。愿所有中风病患者时进都能心情舒畅，天天都有好心情。

（2）合理饮食戒烟酒：中风患者的饮食问题是患者及家属普遍关心的问题，调配好中风患者的一日三餐，不仅可保证营养，促进病体康复，对减少中风病复发也有重要意义。对于大多数中风患者而言，不可能总是计算自己每日饮食所提供的热能及各种化合物和元素的含量，但有一个基本的原则可遵循，即在注意营养的前提下，做到饮食结构合理、谨防偏食，并注意戒除烟酒。

各种食物的营养素是不同的，因此，中风患者在选择食物时，要注意品种多样化，不能偏食，饮食结构要合理，要注意“荤素搭配”“粗细结合”，应多吃蔬菜、水果及豆类，少吃动物性脂肪。通常饮食的要求是：糖分不要过多，脂肪摄入适当，蛋白质保证供应，维生素应该丰富，微量元素不能缺少，盐分应该控制。对同时患者有某些疾病的中风患者，还有一些特殊的饮食要求，如高血压、心脏病及肾脏病患者更要少盐，肾脏病患者蛋白质也要适当限制，糖尿病患者要限糖，高脂血症患者还要求低脂肪、低胆固醇饮食等。在饮食的数量上，通常是一日三餐，并注意早饭吃好，午饭吃饱，晚饭吃少，每餐均不宜过饱，更不可暴饮暴食。每个人可以根据自己的营养状况不断调整和控制饮食，以达到饮食调养促进中风顺利康复的目的。吸烟、饮酒不但能诱发中风，也不利于中风的治疗和康复，日常生活中戒除烟酒也是中风患者应当注意的。

（3）增减衣服防寒暑：我们常用“严寒”与“酷暑”来形容冬夏二季气候变化对人体的影响，“严寒”与“酷暑”对中风患者而言更是一个严峻的考验，因为此时中风易于发病，容易出现并发症，不利于中风的治疗和病体的康复。

虽然中风一年四季均可发生，但以冬春二季为多。冬季和早春天寒地冻，气候寒冷，易使人血管收缩，血压升高，或致使原有狭窄的小动脉产生闭塞，使已闭塞的血管阻塞加重，从而出现出血或缺血之病变，则中风病可复发或加重。夏季发病虽然比冬季少一些，但夏日炎炎，使人体血管扩张，出汗增多，人体丢失较多的水分，容易造成血容量减少，血液黏稠度增加，原来脑内已经狭窄或闭塞不全的血管更易阻塞或造成缺血，血流动力学的改变也易使血管破裂，所以病情也易出现复发。在其他季节，刮风、下雨等气候变化，对中风患者的康复同样会带来不利影响。由此可以看出，加强冬季保暖和夏季防暑工作，顺应气候的变化，注意增减衣服等，也是中风患者日常生活中应当注意的。

另外，中风患者多体质虚弱，抵抗力下降，注意气候的变化，随时增减衣服，避风防雨，对预防感冒，防止中风患者出现肺炎等并发症，促使病体顺利康复，也是十分必要的。

（4）经常梳头不可少：梳头是日常生活起居中不可缺少的一部分，是一种整理和装饰头发的方法，同时梳头也有健身养脑、降低稳定血压等功效，“发宜常梳”乃我国最古老的养生保健方法。头部是五官和中枢神经之所在，为诸阳之会，汇集着人体十二经脉和奇经八脉等数十条经脉的穴位，经常梳头，加强对头部的按摩，能刺激头皮末梢神经和毛细血管，有效地改善大脑皮质的兴奋与抑制过程，调节中枢神经系统功能；通过梳头，刺激头部的穴位，还可疏通血脉、改善头部的血液循环，使经络畅达、气血宣通、阴阳平衡，起到健脑提神、解除疲劳、降低稳定血压、防止衰老等作用。梳头对改善中风患者头晕头痛、心烦失眠、肢体麻木不适等自觉症状，促使病体顺利康复也大有帮助，所以中风患者日常生活中更应注意梳理头发，做到常梳多梳。

梳头的方法简单多样，可用牛角梳或木梳（勿用塑料及金属制品），每日清晨起床后、午休后或晚上睡觉前，从前额经头顶到枕部，反复进行梳理；也可用自己的十个指头，自前额发际开始，由前向后梳拢头发至后发际。梳头时动作要缓慢柔和，用力均匀、适当，不要用力过猛，以免划破头皮。可有意识地在百会穴、风池穴处多梳几遍，或对穴位进行适当的按摩，以加强刺激，增强疗效。每日梳理的时间和次数可根据自己的具体情况灵活掌握，一般每次梳理 3~5 分钟，每日梳头 2~3 次为好。

（5）预防中风的复发：大量的流行病学研究表明，中风是一类容易复发的脑血管病，一旦发生过中风，复发就是一个很大的问题。每复发 1 次，神经系统的功能损害就加重一次，随着复发次数的增多，中风的病死率和致残率也显著增加。因此，如何预防中风复发，是一个值得重视的问题。

预防中风复发，患者本人的努力是十分重要的。在日常生活中，除采取有益于健康的生活方式，包括合理的膳食结构、克服吸烟饮酒等不良嗜好、规律化的生活习惯，改善生活和工作环境、加强康复锻炼，以及保持健康的心态和良好的情绪等外，还应排除各种危险因素的影响。要根据患者的病情选用药物，以控制血压、血糖，降低血脂，改善微循环，改善脑细胞功能，促进机体各种功能的恢复。要定期检查身体，及时掌握出现的异常情况，并进行相应的治疗。家属要了解一些护理常识，懂得如何使用药物，科学地协助患者做好康复治疗。在护理期间，要关心体贴患者，密切观察病情的变化，若发现有一过性脑缺血、血压波动等，应立即送往医院，积极进行诊治，使症状得以迅速缓解，病情得到控制。